商业健身机构
瑜伽教练培训体系构建

李培蓉　著

中国商业出版社

图书在版编目(CIP)数据

商业健身机构瑜伽教练培训体系构建 / 李培蓉著. 北京 : 中国商业出版社, 2025. 5. -- ISBN 978-7-5208-3405-6

Ⅰ. R793.51

中国国家版本馆CIP数据核字第2025WL5412号

责任编辑：朱丽丽

中国商业出版社出版发行

（www.zgsycb.com　100053　北京广安门内报国寺1号）

总编室:010－63180647　编辑室:010－63033100

发行部:010－83120835/8286

新华书店经销

北京虎彩文化传播有限公司印刷

*

787毫米×1092毫米　16开　9印张　157千字

2025年5月第1版　2025年5月第1次印刷

定价：45.00元

*　*　*　*

（如有印装质量问题可更换）

前　言

在现代社会中，随着人们健康意识的不断增强，健身行业获得了蓬勃发展，瑜伽作为一种兼具身体锻炼与心灵修养的运动形式，受到了越来越多人的青睐。瑜伽不仅可以提升身体的柔韧性和力量，还能够帮助人们缓解压力、提高专注力和内在平和感。因此，瑜伽教练的需求量也在不断增加。然而，如何构建一个科学、系统、有效的瑜伽教练培训体系，成为众多商业健身机构面临的重要课题。

本书从商业健身机构瑜伽教练培训体系的理论基础出发，介绍了商业健身机构瑜伽教练培训课程设计、商业健身机构瑜伽教练培训的教学方法，梳理了商业健身机构瑜伽教练培训的师资队伍建设，并对商业健身机构瑜伽教练培训的环境与设施建设进行了讨论。希望本书能够引发读者对瑜伽教练培训体系的深入思考，并在实践中不断创新和完善。

本书在写作过程中参考和借鉴了一些学者的文献资料，在此向他们表示衷心的感谢！另外，由于笔者水平有限，加之时间仓促，书中难免存在一些纰漏，衷心希望广大读者能够对本书提出宝贵意见和建议，以使本书得到进一步完善。

李培蓉

2025 年 3 月

目　录

第一章　商业健身机构瑜伽教练培训体系的理论基础

第一节　瑜伽教练培训体系的基本概念与构成

一、瑜伽教练培训体系的定义与范畴

（一）定义解析

瑜伽教练培训体系是一个旨在培养具备专业知识和技能的瑜伽教练的系统化架构。其核心目标在于满足市场需求和客户期望，这就要求培训体系不仅要传授瑜伽的基本理论和实践技能，还要培养学员的教学能力和职业素养。通过这种体系，学员能够在理论与实践的结合中，全面理解瑜伽的精髓，并在未来的职业生涯中有效地运用这些知识。

（二）范畴界定

瑜伽教练培训体系的范畴界定是构建该体系的基石，明确其覆盖范围和目标群体是至关重要的。该体系旨在培养不同水平的瑜伽教练，包括初学者、中级和高级瑜伽教练。初学者的培训内容侧重于基础理论和基本体位法的掌握，而中级瑜伽教练则需要在此基础上深入学习瑜伽哲学和高级体位法，高级瑜伽教练的培训则更注重教学技巧、个性化指导和深层次的冥想实践。通过这种分级培训，确保不同水平的学员都能获得适合其发展阶段的知识和技能。

培训体系的评估和认证机制是确保学员在完成培训后能够获得相应资格认证的重要环节。通过标准化的考试和评估，学员的学习成果得到了客观的检验和认可。认证机制不仅提升了学员的职业认可度，也为商业健身机构提供了衡量瑜伽教练专业水平的标准。评估内容包括理论知识的掌握、实践技能的熟练度以及教学能力的展示。通过严格的评估和认证，确保输出的瑜伽教练符合行业的高标准和高要求。

瑜伽教练培训体系的实施策略是实现教学目标的重要保障。结合线上与线

下的教学方式，能够更好地适应不同学员的学习习惯和时间安排。线上课程提供了灵活的学习时间和丰富的学习资源，学员可以根据自己的节奏进行学习；线下课程则提供了面对面指导的机会，帮助学员更直观地掌握技能和知识。两者结合的教学策略，不仅提高了教学的灵活性和效率，也增强了学员的学习体验和效果。通过合理地实施策略，确保每位学员都能在最佳的学习环境中成长和进步。

二、瑜伽教练培训体系的核心组成部分

（一）理论课程

在商业健身机构中，瑜伽教练培训体系的理论课程是培训的核心组成部分之一。这些课程不仅为未来的瑜伽教练提供了必要的知识基础，还帮助他们理解瑜伽的深层次内涵。理论课程通常涵盖广泛的主题，从瑜伽的历史背景到现代实践中的应用，确保学员能够在多样的教学环境中有效地传授瑜伽。这些课程的设计旨在培养学员对瑜伽的全面理解，促进他们在教学中灵活地运用所学知识。

瑜伽理论的基本概念是每位瑜伽教练必须掌握的知识。理解这些概念不仅有助于瑜伽教练更好地传授瑜伽，还能帮助他们在教学中与学员建立更深层次的联系。瑜伽流派的分类则为瑜伽教练提供了多样化的教学方法，使他们能够根据学员的不同需求选择最合适的流派进行教学。在商业健身机构中，了解各种瑜伽流派的特点和适用场景至关重要，这有助于瑜伽教练在实践中灵活调整教学方案。

体位法是瑜伽实践的重要组成部分，其生理学基础为瑜伽教练提供了科学指导。通过理论课程，瑜伽教练能够深入了解不同体位对身体的影响，从而在教学中更有效地指导学员。体位法的实践指导不仅强调动作的正确性，还关注学员在练习过程中的安全性。商业健身机构的培训体系通过详细的生理学分析，帮助瑜伽教练掌握如何在不同的身体条件下调整体位，以满足学员的个性化需求。

呼吸法在瑜伽中的应用是提升练习效果的重要手段。理解呼吸法的作用机制，瑜伽教练能够更好地引导学员通过控制呼吸来稳定心神，提升专注力。理论课程中详细讲解了不同呼吸法的生理和心理影响，使瑜伽教练在教学中能够

因人而异地选择合适的呼吸技巧。商业健身机构的培训体系强调呼吸法在瑜伽中的应用，以帮助学员在练习中达到身心的和谐统一。

冥想技术在瑜伽训练中扮演着重要角色，其心理学原理为瑜伽教练提供了理论支持。通过理论课程，瑜伽教练学习如何运用冥想技术帮助学员减轻压力，提升心理健康。课程中介绍了多种冥想练习方法，使瑜伽教练能够根据学员的心理状态选择最适合的冥想方式。商业健身机构的培训体系强调冥想技术的应用，帮助学员在瑜伽练习中实现内心的宁静和平衡。

瑜伽解剖学是瑜伽教练在教学中保障学员安全的重要知识领域。通过掌握解剖学的基础知识，瑜伽教练能够更准确地指导学员进行体位练习，避免因动作不当导致的损伤。理论课程、教学实践的结合，为瑜伽教练提供了丰富的案例分析，使他们能够在实际教学中灵活运用解剖学知识。商业健身机构的培训体系注重解剖学与实践的结合，以提高瑜伽教练的专业水平和教学质量。

（二）实践训练

实践训练是商业健身机构瑜伽教练培训体系中的关键环节之一。其课程设计不仅涵盖了不同水平的体位法练习，还强调通过实际操作来提升学员的能力和自信心。体位法练习是瑜伽教学的基础，课程设计需要根据学员的不同水平进行调整，以确保每位学员都能在适合自己的节奏中不断进步。通过循序渐进的练习，学员不仅能提高身体的灵活性和力量，还能增强其在教学中的自信心，这对于未来的教学实践至关重要。

模拟教学环节是实践训练中不可或缺的组成部分，旨在鼓励学员进行实际授课演练。这一环节为学员提供了一个安全的环境，让他们能够尝试不同的教学方法，并在此过程中培养教学技巧和应变能力。在模拟教学中，学员可以通过角色扮演和情景模拟等方式，锻炼自己在真实教学环境中的表现能力。这不仅有助于提升学员的教学水平，还能帮助他们在面对不同学员时，灵活调整教学策略，以满足不同学习者的需求。

个性化反馈机制在实践训练中扮演着重要角色。通过瑜伽教练与学员一对一的指导，学员能够识别自身的优点和不足，并进行针对性改进。个性化反馈机制不仅能帮助学员更好地了解自己的进步空间，还能激励他们不断追求卓越。在这一过程中，瑜伽教练的观察和建议至关重要，他们需要具备敏锐的洞察力和丰富的教学经验，以提供切实可行的改进方案。这种个性化的指导方式能够显著提高学员的学习效果。

组织小组合作训练是实践训练中的另一重要环节，旨在促进学员之间的互动与交流。通过与同伴的合作，学员能够提高团队协作能力和集体学习效果。这种互动不仅能增强学员的社交技能，还能通过相互学习和借鉴，拓宽他们的教学视野。在小组合作中，学员可以分享各自的经验和心得，从而在集体学习中获得更为丰富的知识和技能，这对于他们未来的职业发展具有重要意义。

定期的实践考核是确保学员在实践训练中掌握必要技能的有效手段。这些考核不仅能检验学员的实际操作能力，还为后续的评估认证做好了准备。通过考核，学员能够清晰地了解自己的学习成果，并在此基础上进行进一步的改进和提升。考核结果也为瑜伽教练提供了重要的反馈信息，以便他们及时调整教学策略，确保每位学员都能在实践训练中获得最大收益。这种系统化的考核机制，保证了培训体系的高效性和持续性。

（三）评估与反馈

评估与反馈是瑜伽教练培训体系中至关重要的环节，其设计的科学性直接影响学员的学习效果和职业发展。评估机制的设计需要包括标准化考试和实操考核，这两者的结合能够全面地检测学员的专业知识和实际操作技能，确保他们达到行业所需的基本要求。标准化考试主要考查学员的理论知识，确保他们对瑜伽教学原理、人体解剖学以及相关健康知识有深刻的理解。而实操考核则侧重于学员在实际教学场景中的表现，考查他们的教学技巧、沟通能力以及面对突发情况的应对策略。

反馈的及时性与有效性在培训过程中同样不可或缺。及时地反馈能够帮助学员在学习过程中迅速地调整学习策略，针对自身不足进行有针对性的改进。有效的反馈不仅仅是指出问题，更要提供建设性的意见和解决方案，帮助学员在实践中不断进步。通过这种方式，学员能够在短时间内提升技能水平，增强自信心，并为后续的学习奠定坚实基础。

多维度的评估方式是确保评估全面性和公正性的关键。结合自我评估、同伴评估和导师评估，能够从不同角度全面了解学员的进展与不足之处。自我评估鼓励学员反思自身学习过程，发现问题所在；同伴评估通过互相观察和反馈，促进学员之间的交流与学习；导师评估则提供专业的指导和建议，帮助学员明确努力方向。通过这种多维度的评估方式，学员能够获得全面的反馈信息，从而不断提高自身能力。

建立持续改进的反馈循环是培训体系优化的重要步骤。通过收集学员的反馈意见以及市场需求的变化，培训商业健身机构可以不断调整和优化培训内容与方法，以适应行业发展的新趋势。这种反馈循环不仅能够提高培训的质量和效果，还能够增强学员的满意度和忠诚度，为商业健身机构的长远发展奠定基础。在此过程中，学员的意见和建议被视为宝贵的资源，推动培训体系的持续进步。

三、瑜伽教练培训体系的层次结构与功能

（一）初级培训

初级培训课程的设计应重点关注瑜伽基础知识的传授，其中包括基本体位法、呼吸法和冥想技巧。这些基础知识是学员成为合格瑜伽教练不可或缺的要素。通过系统的知识传授，学员能够建立扎实的理论基础，理解瑜伽的核心理念和实践的重要性。课程内容的设计应注重理论与实践的结合，通过详细的理论讲解和实际操作示范，确保学员能够将所学知识应用于实践中。这样的课程设置不仅有助于学员掌握瑜伽的基本技能，还能为他们未来的深入学习奠定坚实的基础。

初级培训应采用循序渐进的教学方法，确保学员能够在逐步深入的过程中掌握瑜伽的基本技能。课程内容应简单易懂，结合实践练习，使学员在轻松愉快的氛围中学习。通过这种渐进式的教学方法，学员能够在不断的练习中积累经验，提升技能。实践练习不仅能够帮助学员巩固所学知识，还能使他们在实际操作中发现问题并及时改正。这样的教学方法能够有效地提高学员的学习效率，使他们在短时间内掌握更多的技能和知识。

在初级培训中，强调学员的自我练习是非常重要的。课堂之外的独立练习能够帮助学员巩固课堂所学，提高他们的自信心和实际操作能力。自我练习不仅是对课堂知识的复习和巩固，更是学员自我发现和提升的过程。在这个过程中，学员能够更加深入地理解瑜伽的精髓，提升自身的瑜伽修养。通过不断的自我练习，学员能够在实践中找到适合自己的学习方法，提高学习的主动性和积极性。

初级培训还应包括对学员心理素质的培养。营造积极的学习环境对于帮助学员克服学习中的焦虑和不安至关重要。在学习过程中，学员可能会因为各种

原因感到压力和不安，这时需要通过积极的心理引导帮助他们调整心态。通过建立良好的师生关系和互助的学习氛围，学员能够在轻松愉快的环境中学习和成长。这样的环境不仅有助于学员的心理健康，还能提高他们的学习效率和学习效果。

（二）中级培训

中级培训在商业健身机构的瑜伽教练培训体系中扮演着至关重要的角色。它不仅是初级培训的延续，更是学员深入理解和掌握瑜伽教学精髓的重要阶段。中级培训课程的设计应着重于深化学员对不同瑜伽流派的理解。这一阶段的学员已经具备一定的基础知识和技能，因此，课程内容需要更加深入和广泛。不同瑜伽流派各具特色，具有不同的适用场景和教学方法。通过中级培训，学员能够掌握这些流派的特点，了解其适用性，并在实际教学中灵活运用，以满足学员多样化的需求。

在中级培训中，体位法的精细化练习被视为重中之重。学员需要在这一阶段学习如何对体位进行细致的调整和修正。精确的体位练习不仅有助于提升瑜伽教练自身的瑜伽水平，更重要的是，它提高了他们在指导学员时的能力和安全意识。通过对体位法的深入研究，能够更好地识别和纠正学员在练习中可能出现的错误姿势，从而有效地防止运动损伤，保障学员的安全。

此外，中级培训课程还应包括对呼吸法的深入探讨。呼吸法是瑜伽练习中不可或缺的一部分，它不仅影响练习的效果，还对身体的健康有着深远的影响。学员需要在培训中掌握不同的呼吸技巧，以增强课程的多样性和效果。通过对呼吸法的深入学习，学员能够在课程中引导学员进行更有效的呼吸练习，从而提升整体的瑜伽体验，并帮助学员达到更高的身心平衡。

为了提高学员的实际教学能力，中级培训课程设置了模拟授课环节。通过小组教学演练，学员能够在一个相对真实的环境中进行实践。这一环节不仅提高了学员的表达能力和课堂管理技巧，还为他们提供了一个宝贵的机会来检验和完善自己的教学方法。在模拟授课中，学员可以相互学习，发现自己的不足，并在反思中不断进步。

（三）高级培训

高级培训在商业健身机构的瑜伽教练培训体系中占据至关重要的地位。它不仅是对初级和中级培训的深化和拓展，更是对瑜伽哲学与心理学结合的深刻探讨。课程内容应聚焦于帮助学员理解瑜伽的深层意义及其对身心健康的影响。这一阶段的培训旨在通过深入的理论学习和实践指导，使学员能够超越表面动作的掌握，深入挖掘瑜伽背后的哲学思想。这种结合不仅提升了学员对瑜伽的理解，还能帮助他们在教学中更好地传递瑜伽的精神，促进学员的整体健康。

在高级培训中，学员需掌握高级体位法的变体与应用。这不仅要求学员具备扎实的基本功，还需提升对复杂姿势的指导能力和安全意识。高级体位法的训练不仅是对身体极限的挑战，更是对学员心智的考验。通过对这些高难度动作的练习，瑜伽教练可以更好地理解身体与心灵的联结，从而在教学中更自信地指导学员，确保他们在安全的前提下进行高效的练习。安全意识的培养尤为重要，它不仅关系到学员自身的职业发展，也直接影响学员所指导的学员的安全和健康。

高级培训课程还应包括对课程设计与教学策略的深入研究。这一部分的学习帮助学员制订个性化的教学计划，以满足不同学员的需求。通过对不同教学策略的学习，学员可以更灵活地应对课堂上的各种情况，确保每一位学员都能在课程中有所收获。个性化教学计划的制订要求学员具备较强的观察能力和沟通能力，以便在课堂上及时调整教学内容和方式。这不仅提高了教学的有效性，也增强了学员对瑜伽教学的信心和热情。

高级培训还强调瑜伽教练角色的转变。学员在这一阶段需学习如何成为引导者与支持者，培养学员的自主学习与自我探索能力。瑜伽教练不仅是知识的传授者，更是学员成长道路上的引导者和支持者。这种角色的转变要求学员具备更高的情商和沟通技巧，以便在课堂上营造一个开放、包容的学习环境。通过这种方式，可以更好地激发学员的潜力，帮助他们在瑜伽的学习中实现自我超越和心灵的成长。高级培训的目标不仅是培养出色的瑜伽教练，更是塑造能够引领他人走向身心和谐的生活导师。

四、瑜伽教练培训体系的标准化与个性化平衡

（一）标准化要素

标准化要素在商业健身机构的瑜伽教练培训体系中起着至关重要的作用。标准化的课程大纲制定是确保每个培训模块内容一致的关键，这一过程不仅有

助于不同培训班之间的协调与对接，还能保障培训内容的连贯性和完整性。通过制定统一的课程大纲，学员在接受培训时能够获得系统化的知识结构，从而在短时间内掌握必要的专业技能。这种标准化的教学设计还能够促进瑜伽教练之间的交流与合作，使他们能够在教学过程中相互借鉴和学习，提高整体教学水平。

为了确保所有学员在完成培训后具备相同的专业能力和资格认证，建立统一的评估标准和认证流程至关重要。通过这种标准化的评估体系，培训商业健身机构能够有效地衡量学员的学习成果，并确保他们在培训结束时达到行业所要求的专业水平。这不仅提高了培训的透明度和公信力，还为学员提供了明确的学习目标和方向。此外，统一的认证流程也为学员在就业市场上提供了竞争优势，使他们能够凭借所获得的认证健身在行业中脱颖而出。

在教学资源方面，建立标准化的教材、教案和多媒体材料是保障培训内容科学性和一致性的基础。标准化的教学资源能够确保学员在学习过程中接触到经过验证和筛选的优质内容，从而提高学习效率和效果。此外，这种标准化的资源配置也为商业健身机构瑜伽教练培训体系在教学内容更新和优化方面提供了便利，使其能够及时响应健身行业的发展变化和市场需求。这种资源的统一性和科学性为学员提供了稳定的学习环境，有助于提高整体培训质量。

（二）个性化策略

在商业健身机构的瑜伽教练培训中，个性化策略的实施是提高培训质量的重要环节。个性化策略的核心在于根据学员的学习风格和需求，定制个性化的学习计划。这种策略不仅能够提高学习效果，还能显著提升学员的满意度。不同学员在学习过程中表现出不同的偏好和需求，因此，商业健身机构需要通过评估工具和面谈等方式，深入了解学员的背景、兴趣和职业目标，以制定最适合他们的学习路径。这种个性化的学习计划能够帮助学员在最短的时间内掌握所需的技能，并在职业生涯中取得更大的进步。

为了满足不同学员的学习偏好，提供多样化的学习资源是个性化策略的重要组成部分。商业健身机构通常会提供视频、在线课程和实地培训等多种形式的学习资源。视频课程可以帮助学员在任何时间、任何地点进行学习，在线课程则提供了互动和即时反馈的机会，而实地培训能够让学员在真实的教学环境中进行实践。通过以上多样化的教学资源，学员可以根据自己的时间安排和学习习惯选择最适合的学习方式，从而提高学习效率和效果。

建立“一对一”的导师制度是个性化策略中另一个关键环节。每位学员都能够获得一位经验丰富的导师进行针对性的指导和反馈，这种个性化的支持能够帮助学员更好地理解和应用所学知识。导师不仅在知识传授上扮演着重要角色，还在职业发展和个人成长方面给予学员建议和支持。通过定期的沟通和反馈，导师能够帮助学员克服学习中的困难，并激发他们的潜力，这种个性化的指导模式显著地提升了学员的学习体验和满意度。

第二节　商业健身机构瑜伽教练的职业素养与能力要求

一、瑜伽教练职业道德与行为规范的基本要求

（一）职业道德标准

职业道德标准是瑜伽教练在职业生涯中必须遵循的基本准则。这些标准不仅是对瑜伽教练个人行为的约束，更是对整个行业健康发展的保障。瑜伽教练应始终坚持诚实守信的原则，确保在教学过程中真实地传达自身的资质与能力。这意味着瑜伽教练不应夸大自己的经验或隐瞒自身的不足，以免误导学员或对学员造成潜在的伤害。诚信是建立信任的基石，也是瑜伽教练与学员之间建立良好关系的前提。瑜伽教练的诚信使学员能够安心地接受指导，并在练习中获得进步与成长。

尊重个体差异是瑜伽教练在教学中必须具备的职业素养。每位学员在身体条件、心理状态和学习进度上都有其独特性，瑜伽教练需要敏锐地观察并理解这些差异，以提供适合其需求的指导与支持。这不仅要求瑜伽教练具备专业的知识和技能，还需要其具备良好的沟通能力和同理心。通过个性化的指导，瑜伽教练能够帮助学员在安全的环境中挑战自我，提升练习效果，并增强学员的自信心和成就感。

专业的形象和行为是瑜伽教练在职业生涯中必须时刻保持的。瑜伽教练应遵循行业规范，在教学和交流中展现出积极的职业态度与形象。这不仅包括外表的整洁和得体，更涉及言行举止的规范性和职业性。瑜伽教练的专业形象是其职业信誉的重要组成部分，直接影响学员对瑜伽教练的信任和对课程的满意度。因此，瑜伽教练应不断提升自身的专业素养，以适应行业的发展和学员的需求。

（二）行为规范准则

在商业健身机构中，瑜伽教练的行为规范准则是确保教学质量和学员满意度的基石。瑜伽教练不仅需要具备扎实的专业技能，还需遵循一系列行为规范，以确保其在教学过程中扮演的角色积极且负责任。行为规范不仅涉及瑜伽教练的职业道德，还包括其在课堂内外的行为表现。通过严格遵循这些准则，瑜伽教练能在学员心中树立专业的形象，进而提高学员的信任感和课程参与度。

瑜伽教练应保持良好的沟通能力，这是确保教学内容能够被学员清晰理解的关键。有效的沟通不仅是语言的传递，更是情感和信息的交流。在课程中，瑜伽教练需要通过清晰的指令和示范来引导学员，同时也要能够倾听学员的反馈，了解他们的需求和困惑。良好的沟通能力有助于构建积极的师生关系，增强学员的学习体验，并提高他们对课程的参与度和满意度。

瑜伽教练须具备敏锐的观察力，以便及时识别学员在练习中的问题。观察力的培养需要瑜伽教练对学员的身体姿态、动作细节以及精神状态有敏锐的感知能力。通过观察，瑜伽教练可以发现学员在练习中存在的问题或不适，并给予及时的指导和调整建议。这不仅能够帮助学员纠正错误动作，避免受伤，也能够提升他们的练习效果和自信心。观察力的运用还可以帮助瑜伽教练根据学员的不同需求调整教学策略，提供个性化的指导。

瑜伽教练应积极参与持续学习，以保持自身专业知识和技能的更新。随着瑜伽行业的发展，新的教学方法和理念不断涌现，瑜伽教练需要通过持续的学习以跟上行业的步伐。积极参加各种专业培训、研讨会和交流活动，可以帮助瑜伽教练拓宽视野，了解最新的行业动态和技术。这种持续学习的态度不仅提升了瑜伽教练的专业水平，也为学员提供了更高质量的教学服务，满足他们不断变化的需求。

二、瑜伽教练专业知识与技能的核心能力

（一）瑜伽理论知识

瑜伽理论知识是瑜伽教练必须掌握的核心能力之一，涵盖了瑜伽的起源、发展及其在现代社会中的应用。了解瑜伽的主要流派及其特点是必不可少的，具体包括哈他瑜伽、阿斯汤加瑜伽、阴瑜伽等。每个瑜伽流派都有其独特的教

学方法和适用人群：哈他瑜伽以其平衡和静态的体位法而著称，适合初学者和追求身体平衡的人群；阿斯汤加瑜伽因其动态和流动的序列练习而受到年轻和体能较好的人群青睐；阴瑜伽则以其缓慢和深度的伸展练习适合需要放松和恢复的人群。掌握这些流派的特点和方法，有助于瑜伽教练在教学中根据学员的需求选择合适的练习方式。

瑜伽哲学的基本概念是瑜伽理论知识的重要组成部分。瑜伽教练需熟悉《瑜伽经》的核心思想，了解八支瑜伽的框架，并能够将这些理念应用于教学实践中。《瑜伽经》作为瑜伽哲学的经典著作，其核心思想包括对心灵的控制、内心的宁静以及对自我觉知的追求。八支瑜伽则提供了一个全面的修习框架，从道德规范到冥想实践，为学员提供了一个完整的自我修炼途径。将这些哲学理念融入教学中，不仅可以帮助学员在身体上得到锻炼，而且能使其心理和情感上获得成长。

瑜伽的生理学基础是瑜伽教练需要掌握的另一重要领域。体位法对身体各系统的影响是瑜伽练习的核心，瑜伽教练需要了解这些练习如何影响肌肉、骨骼、呼吸和神经系统之间的相互作用。通过对生理学的理解，瑜伽教练可以更好地指导学员进行安全有效的练习，避免因不当姿势导致的损伤。同时，了解呼吸法（普拉纳亚玛）的基本技巧及其在瑜伽练习中的重要性，能够帮助学员通过呼吸调节身体和心理状态，提高整体练习效果。呼吸与身体和心理状态之间的关系是瑜伽练习中不可忽视的部分，掌握这一技巧有助于增强学员的专注度。

冥想的基本原理与技巧是瑜伽训练中不可或缺的一部分。不同冥想方法对心理健康的益处已被广泛证实，瑜伽教练需要探讨这些方法并在课程中有效融入冥想练习。冥想不仅能够帮助学员减轻压力，提高注意力，还能够保持情绪的稳定和平和。通过在瑜伽课程中融入冥想练习，瑜伽教练可以帮助学员在快节奏的生活中找到内心的宁静和自我平衡，提升整体的生活质量和幸福感。掌握这些冥想的技巧，瑜伽教练能够在教学中提供更为全面和深刻的体验。

（二）实践教学技能

瑜伽教练在商业健身机构中的角色不仅限于指导学员完成一系列动作，更在于通过实践教学技能的运用，提升学员的整体体验和学习效果。实践教学技能包括多方面的内容，首先是瑜伽体位法的教学技巧。要求瑜伽教练能够有效地分解复杂的动作，使学员逐步掌握每个细节。其次，瑜伽教练还需具备示范和纠正学员姿势的能力，以确保动作的安全性和有效性。通过细致的动作分解和精准的姿势指导，学员能够更好地理解和掌握瑜伽的精髓，从而在实践中获得更大的进步。

个性化教学策略是瑜伽教练实践教学技能中的另一个重要方面。每位学员的身体状况、学习进度和目标各不相同。因此，瑜伽教练需要根据学员的具体需求和能力，灵活调整教学方法和内容。这种个性化的教学方法不仅能提高学员的学习效果，还能激发他们学习瑜伽的兴趣，提高他们的投入度。通过对学员个性化的关注和指导，瑜伽教练可以帮助他们在瑜伽的学习过程中实现个人目标，并获得更深刻的成长体验。

在实际教学过程中，瑜伽教练还需具备有效的课堂管理能力。这不仅包括维持课堂秩序，还涉及如何激励学员，提升他们的参与度。通过适当的激励措施和及时的反馈，瑜伽教练可以激发学员的积极性，增强他们的自信心和学习动力。一个良好的课堂氛围能促进学员之间的互动与合作，从而提升整体的学习效果和体验。

多样化的教学工具和资源的运用是现代瑜伽教学的重要趋势。瑜伽教练可以利用辅助器材、视觉辅助材料及技术手段，来增强教学的互动性和趣味性。这些教学工具不仅能帮助学员更直观地理解和掌握动作要领，还能提高教学的多样性和吸引力。通过创新的教学手段，瑜伽教练能为学员提供丰富的学习体验，激发他们持续学习的兴趣。

（三）安全指导能力

瑜伽教练的安全指导能力是确保学员在练习过程中不发生身体伤害的关键。瑜伽教练需要具备识别和预防常见运动损伤的能力，以便在课程中提供有效的指导。识别运动损伤不仅是对学员安全的一种保障，更是提升课程质量的基础。通过对学员身体状况的细致观察和对练习动作的精准分析，瑜伽教练可以在潜在风险出现之前采取预防措施，确保每位学员在安全的环境中进行练习。

在瑜伽练习中，不同体位法对身体各部位的影响各异，瑜伽教练必须深入了解这些影响，以便提供安全的练习建议和调整方案。每个体位法都有其独特的生理效果，瑜伽教练需要根据学员的身体状况和能力水平，选择最适合的体位法，并在必要时进行调整。这不仅能帮助学员达到最佳的练习效果，还能有效地避免因体位法不当导致的身体损伤。此外，瑜伽教练还应在课程中强调体位法的正确性和安全性，以帮助学员建立良好的练习基础。

急救知识是瑜伽教练必备的技能之一。瑜伽教练需掌握基本的急救技能和处理运动损伤的应对措施，以应对可能出现的紧急情况。急救技能的掌握不仅是对学员安全的直接保障，也反映了瑜伽教练的专业素养和责任感。在课程中，瑜伽教练应时刻关注学员的身体反应，并在必要时迅速采取行动，提供及时有效的急救服务。这种能力的培养需要通过系统的培训和不断的实践积累。

定期评估学员的身体状况与能力是瑜伽教练安全指导能力的重要组成部分。通过评估，瑜伽教练可以了解学员的健康水平和练习能力，从而制订适合的教学计划。评估需考虑学员的年龄、身体健康状况、过往运动经历等多方面因素，以确保所教授的体位法符合学员的个体需求，避免过度挑战带来的风险。这种个性化的教学方法不仅能提高学员的练习效果，也能增强他们的安全感和信任度。

三、瑜伽教练教学沟通与学员管理的能力要求

（一）教学沟通技巧

教学沟通技巧在瑜伽教练的职业素养中占据核心地位。瑜伽教练应具备清晰的表达能力，能够用简洁明了的语言传达复杂的瑜伽概念和技术要点。这种能力不仅是语言的传递，更是知识的有效传播，确保学员能够理解并有效应用所学内容。通过清晰的表达，瑜伽教练可以帮助学员在学习过程中减少困惑，提高学习效率，同时也有助于提高学员对瑜伽教练的信任度和课堂的整体参与度。

在瑜伽教学中，积极的肢体语言和面部表情是增强沟通效果的重要手段。通过这些非语言的沟通方式，瑜伽教练可以营造一个开放和友好的课堂氛围，鼓励学员积极参与。肢体语言不仅能传达情感和态度，还能帮助学员更好地理解瑜伽动作的要领和细节。面部表情的变化则可以传递鼓励和支持的信息，使学员感受到来自瑜伽教练的关注和关怀，从而提高其学习的积极性和自信心。

有效的倾听技巧也是瑜伽教练必不可少的能力之一。瑜伽教练应时刻关注学员的反馈和问题，积极倾听以理解学员的需求和困惑。这种双向的沟通不仅能帮助瑜伽教练及时调整教学策略，还能增强学员的学习体验，满足其个体需求。倾听不仅是被动地接收信息，更是主动的沟通过程，瑜伽教练通过倾听可

以更好地引导学员，帮助他们克服学习中的障碍。

不同学员有着不同的学习风格和需求。因此，瑜伽教练应掌握多样化的教学风格和方法，以适应不同学员的学习方式。通过灵活运用不同的教学策略，瑜伽教练可以确保每位学员都能在课堂中获得最佳体验。这种个性化的教学方法不仅能提高学员的学习效果，还能激发他们对瑜伽的兴趣，提高他们的投入度，从而实现更好的教学成果。

（二）学员关系管理

学员关系管理在商业健身机构中扮演着至关重要的角色。通过建立信任关系，瑜伽教练可以通过积极的沟通与互动，增强学员的归属感与安全感。这种信任关系的建立，促使学员愿意分享他们的个人需求与反馈，从而为瑜伽教练提供了宝贵的信息，帮助他们更好地满足学员的需求。有效的沟通不仅是信息的传递，更是情感的交流，这在瑜伽教练与学员之间尤为重要。通过这种方式，瑜伽教练能够更深入地了解学员的期望和挑战，从而在教学过程中做出更为精准的调整，提升学员的学习体验和满意度。

定期进行“一对一”的沟通是了解学员学习进展和心理状态的有效方式。通过这种直接的交流，瑜伽教练可以及时掌握学员在学习过程中的困难和进步，并据此调整教学策略和内容。这种个性化的关注不仅能够帮助学员克服学习中的困难，还能增强他们的信心和动力。此外，这种沟通也为学员提供了一个表达自己想法和感受的渠道，使他们感受到被重视和理解，从而进一步增强他们对课程的投入度和忠诚度。

鼓励学员参与课程设计与反馈是提升课程适应性和学员满意度的重要手段。通过收集学员的意见和建议，瑜伽教练可以不断优化课程内容和教学方法，以更好地满足学员的需求。这种参与感不仅能提高学员的积极性，还能增强他们对课程的责任感和归属感。学员在参与课程设计的过程中，也能够更深入地理解课程的目标和内容，从而在学习中更加主动和自信。

制订个性化的学习计划是提升学员技能的关键。根据学员的能力和需求，瑜伽教练可以提供量身定制的指导与支持。这种个性化的教学方式能够最大限度地发挥学员的潜力，帮助他们在最短的时间内取得最大的进步。通过针对性的训练和指导，学员能够在学习过程中建立起自信和成就感，从而更积极地投入学习中去。

营造积极的学习环境是提升团队意识和集体学习效果的重要因素。在一个充满合作与交流的环境中，学员能够相互学习和支持，从而更快地进步。团队意识的培养不仅能够增强学员之间的凝聚力，还能提高他们在课程中的参与度和表现力。通过鼓励学员之间互动，瑜伽教练可以营造一个积极向上的学习氛围，使每个学员都能从中受益，并实现共同成长的目标。

（三）反馈与调整能力

在商业健身机构中，瑜伽教练的反馈与调整能力是确保教学质量和学员满意度的关键因素。反馈与调整能力不仅是对教学效果的简单评估，更是对教学过程的深度反思与优化。建立系统化的反馈机制是提升这一能力的基础。通过定期收集学员对课程内容和教学方式的意见，瑜伽教练能够及时调整和优化培训体系。这种机制不仅有助于发现教学中的问题，还能为瑜伽教练提供一个持续改进的机会，以确保教学方法的有效性和课程内容的适用性。

为了使反馈机制更加高效，多样化的反馈工具的运用显得尤为重要。在线调查和面对面访谈是两种常用的反馈方式。在线调查能够快速地收集大量数据，方便统计分析，而面对面访谈则提供了更为深入的交流机会，能捕捉到学员的细微情感和具体建议。这些工具的结合使用，确保学员的声音能够被有效听取，并纳入课程改进中。这种多层次的反馈方式不仅提高了信息的准确性，也增强了学员对课程的参与感和责任感。

定期组织瑜伽教练与学员的沟通会议是促进双方相互理解与支持的重要途径。通过这些会议，瑜伽教练可以了解学员的学习进展和需求变化，从而在教学内容和方法上做出及时调整。沟通会议为学员提供了一个表达需求和困惑的平台，也为瑜伽教练提供了一个了解学员真实需求的机会。这种双向沟通不仅有助于增强学员的学习积极性，还能提高瑜伽教练的教学水平和学员的满意度。

分析学员的学习数据是识别普遍存在的学习难点的重要步骤。通过数据分析，瑜伽教练可以发现哪些课程内容或教学策略需要调整，以提高整体教学效果。这种基于数据的分析方法能够提供客观的依据，使调整更具针对性和有效性。通过对数据的深入分析，瑜伽教练可以更好地理解学员的学习过程和困难，从而在教学中采取更为有效的策略。

四、瑜伽教练在商业健身机构中的客户服务意识与市场敏感度

（一）客户服务意识

在商业健身机构中，瑜伽教练的客户服务意识是其职业素养的核心组成部

分。瑜伽教练应具备敏锐的客户需求洞察能力，这不仅是为了提供优质的课程体验，更是为了确保学员在健身过程中获得全方位的支持。通过与学员的有效沟通，瑜伽教练能够深入了解他们的身体状况、心理需求及个性化目标。这种洞察能力使瑜伽教练能够制订出更具针对性的课程计划，从而提高训练的效率和效果。在这个过程中，瑜伽教练不仅是一个指导者，更是学员健康旅程中的重要伙伴，他们的洞察力直接决定课程的成功与否。

建立积极的客户关系是瑜伽教练在商业健身机构中成功的另一个关键因素。瑜伽教练通过友好的交流和关怀的态度，能够有效地增强学员的信任感和归属感。这种信任关系的建立，不仅能促进学员持续参与，还能提高其对商业健身机构的忠诚度。在商业环境中，客户的忠诚度是商业健身机构长期发展的基石。因此，瑜伽教练需要通过积极的互动和真诚的关怀来维持和提升与客户的关系。通过这种方式，瑜伽教练不仅能帮助学员实现其健身目标，还能为商业健身机构带来更高的客户留存率和市场竞争力。

关注客户反馈是瑜伽教练提升教学质量的重要途径。定期收集学员对课程的意见和建议，是瑜伽教练了解教学效果和学员需求变化的有效方式。通过对反馈的分析，瑜伽教练能够及时调整教学内容和方式，以提高学员的满意度和学习效果。这种反馈机制不仅有助于课程的持续改进，还能增强学员的参与感和课程的互动性。瑜伽教练在重视客户反馈的过程中，也是在不断地提升自身教学能力和服务水平，为学员提供更加优质的健身体验。

提供优质的售后服务是瑜伽教练服务意识的重要体现。在课程结束后，瑜伽教练应继续关注学员的进展，提供后续支持和指导。这种售后服务不仅能帮助学员在瑜伽练习中实现长期的健康目标，还能增强学员对瑜伽教练和商业健身机构的信任感和依赖感。通过持续地支持和指导，瑜伽教练能够帮助学员克服练习中的困难，保持对瑜伽的兴趣和热情，从而实现更为持久的健康效益。这种长期的客户关系管理策略，是商业健身机构在竞争激烈的市场中保持优势的关键所在。

（二）市场趋势把握

在当前快速变化的健身市场中，瑜伽教练需要及时分析市场对瑜伽课程的需求变化。随着健康生活方式的普及，消费者对瑜伽的兴趣日益提高，瑜伽教练必须识别出热门课程和流行风格。例如，近年来，力量瑜伽和冥想课程受到了广泛关注。瑜伽教练需要根据这些趋势调整培训内容，以确保课程能够满足市场需求，从而提高学员的参与度和满意度。这种灵活性不仅能提高瑜伽教练的市场适应能力，也为商业健身机构带来了更多的商业机会。

在把握市场趋势的过程中，关注消费者对健康的重视是另一个关键因素。随着社会对心理健康关注度的提升，整合瑜伽与心理健康课程成为提升瑜伽教练综合素质的有效途径。通过将瑜伽与心理健康相结合，瑜伽教练能够提供更全面的服务，满足消费者的多样化需求。这种整合不仅提升了瑜伽教练的市场竞争力，还为消费者提供了更具价值的健身体验，促进了客户忠诚度的提高。

社交媒体和在线平台在瑜伽推广中发挥着越来越重要的作用。研究这些平台的影响力，利用数字营销策略吸引新学员并提高品牌影响力，是瑜伽教练必须具备的技能。通过在社交媒体上分享专业内容和成功案例，瑜伽教练可以扩大其影响范围，吸引更多潜在客户。同时，在线平台的使用也为瑜伽教练提供了与学员互动的新方式，增强了品牌的亲和力和信任度。

行业内新兴技术的应用，如虚拟现实和在线教学工具，正在改变瑜伽培训的方式。跟踪这些技术的进展，优化培训方式，是提升学员学习体验和参与度的有效策略。虚拟现实技术可以为学员提供沉浸式的学习环境，而在线教学工具则使课程更加灵活和便捷。这些技术的应用不仅提高了教学效率，还为学员提供了个性化的学习体验，满足不同学员的需求，进一步提升了培训的质量和效果。

五、瑜伽教练持续学习与专业发展的能力要求

（一）持续学习计划

在商业健身机构中，瑜伽教练的持续学习计划是其职业生涯发展的核心要素。制定个人的学习目标是持续学习计划的起点。通过明确短期和长期的专业发展方向，瑜伽教练能够更好地指导未来的学习和实践。这不仅有助于提升个人的专业技能，还能增强瑜伽教练在行业中的竞争力。短期目标可能包括掌握新的瑜伽教学技巧或理解最新的健康与运动科学，而长期目标则可能涉及更高的专业认证或开设自己的瑜伽课程。这样的目标设定需要结合个人兴趣、行业趋势以及市场需求进行综合考虑，以确保学习计划的有效性和可持续性。

参与行业相关的研讨会和工作坊是瑜伽教练获取最新知识和技能的重要途径。这些活动不仅为瑜伽教练提供了学习新技术和新方法的平台，还为瑜伽教

练提供了一个与同行交流和建立联系的机会。通过参与这些活动，瑜伽教练可以接触到行业领先的思想和实践，了解当前的行业趋势和挑战。研讨会和工作坊通常由经验丰富的专家主持，涵盖从瑜伽哲学到解剖学的广泛主题。积极参与这些活动将帮助瑜伽教练提升自身的专业素养，保持教学内容的创新性和吸引力。

在线学习平台和资源的利用是现代瑜伽教练提升自身理论知识和实践技能的有效方式。在信息技术迅猛发展的今天，在线学习已经成为教育的重要组成部分。瑜伽教练可以利用各种在线课程、视频教程和电子书籍，定期更新和扩展自己的知识储备。这些资源不仅灵活便捷，还能根据个人的学习进度进行调整，适应不断变化的行业需求。此外，在线学习还为瑜伽教练提供了一个自我评估和反馈的系统，帮助他们不断改进和完善自己的教学能力。

建立专业学习网络是瑜伽教练实现个人成长的重要策略。通过与其他瑜伽教练和行业专家的交流，瑜伽教练可以分享经验和最佳实践，获得新的视角和启发。专业学习网络不仅是信息交流的渠道，也是情感支持和职业发展的平台。通过参加行业协会、加入专业社群和利用社交媒体，瑜伽教练可以拓展自己的人脉圈，提升在行业中的影响力。这样的网络关系有助于瑜伽教练在遇到职业瓶颈或挑战时，获得及时的建议和支持，从而促进其职业的长期发展。

（二）专业发展路径

在商业健身机构中，瑜伽教练的专业发展路径是其职业生涯中至关重要的一部分。制定清晰的职业发展目标是每位瑜伽教练迈向成功的第一步。通过识别个人在瑜伽教练领域的兴趣和专长，瑜伽教练可以更好地规划相应的学习和实践路径。明确的目标不仅可以帮助瑜伽教练集中精力于特定领域的深度学习，还能在职业生涯中提供方向感和动力。通过这种方式，瑜伽教练能够在不断变化的市场中找到自己的定位，并在竞争中脱颖而出。

参与专业认证和培训课程是瑜伽教练提升自身专业知识的重要途径。通过参加这些课程，瑜伽教练可以深入学习特定瑜伽流派或教学方法，从而提高其专业水平和市场竞争力。在国际国内市场中，持有权威商业健身机构认证的瑜伽教练往往更受雇主和学员的青睐。此外，这些认证课程通常由经验丰富的专业人士授课，能够为瑜伽教练提供最新的行业动态和教学技巧，帮助他们在教学实践中应用新的知识和方法。

建立行业内的专业网络对瑜伽教练的职业发展同样至关重要。通过参加行业会议和社交活动，瑜伽教练可以与其他瑜伽教练和专业人士进行交流，获取行业动态和资源。这不仅有助于瑜伽教练了解市场需求和趋势，还能为他们提供宝贵的人脉资源。在一个快速发展的行业中，拥有广泛的专业网络可以为瑜伽教练提供更多的发展机会和合作可能性，进一步推动其职业生涯的发展。

第三节　商业健身机构瑜伽教练培训体系的理论框架

一、瑜伽教练培训体系的理论基础与学科支撑

（一）理论基础概述

瑜伽教练培训体系的理论基础是多学科交叉的结果，涉及教育心理学、成人学习理论、运动科学以及职业发展理论等多个领域。教育心理学在该体系中扮演着重要角色，主要通过研究学员的学习动机和学习效果，帮助瑜伽教练设计出更具吸引力和有效性的课程。通过理解心理学原理，瑜伽教练可以更好地激发学员的内在动机，提升他们的学习效果和参与度。此外，成人学习理论强调成年人在学习过程中的独特需求和特点，这一点在瑜伽教练的培训中尤为重要。成年人通常具有较强的自我导向能力，课程内容需要充分考虑到他们的认知能力和实践需求，以便更好地支持他们学习。

在构建瑜伽教练培训体系时，运动科学提供了必要的生理和心理健康知识。瑜伽作为一种身心结合的运动形式，其对身体的生理影响和心理健康的促进作用是培训内容的重要组成部分。理解这些科学原理有助于确保教学的科学性和有效性，同时也能帮助学员在练习中获得最佳的健康收益。而职业发展理论的引入则为瑜伽教练的职业生涯规划提供了指导。通过理解市场需求和自身职业发展的关系，瑜伽教练可以更好地进行职业规划，促进自身的专业持续成长。这些理论共同奠定了瑜伽教练培训体系的坚实基础，确保培训体系的全面性和科学性。

在教育心理学的应用中，瑜伽教练培训体系强调如何利用心理学原理提升学员的学习动机和效果。教育心理学为理解学员的学习行为提供了理论支持，帮助瑜伽教练设计出更具吸引力的课程内容。通过应用心理学原理，瑜伽教练可以更好地激发学员的内在动机，提升他们的学习效果和参与度。心理学研究

表明，动机是影响学习效果的重要因素，因此，培训体系应注重培养学员的内在动机，以提高学习效果。

成人学习理论在瑜伽教练培训中发挥着重要作用。成年学员通常具有较强的自我导向能力，他们在学习时更倾向于自主选择学习内容和方式。因此，培训体系需要充分考虑成年学员的认知特点和实践需求，设计出符合其学习风格的课程内容。成人学习理论强调学习与实践相结合，培训内容应注重理论与实践的平衡，以帮助学员在实践中巩固所学知识。

运动科学为瑜伽教练培训提供了必要的生理和心理健康知识。瑜伽作为一种综合性的运动形式，它对身体的生理影响和心理健康的促进作用是培训内容的重要组成部分。理解这些科学原理有助于确保教学的科学性和有效性，同时也能帮助学员在练习中获得最佳的健康收益。运动科学的基础知识可以帮助瑜伽教练更好地理解瑜伽练习对身体的影响，从而在教学中更好地指导学员。

职业发展理论的引入为瑜伽教练的职业生涯规划提供了指导。通过理解市场需求和自身职业发展的关系，瑜伽教练可以更好地进行职业规划，促进自身的专业持续成长。职业发展理论强调个人与职业环境的互动关系，帮助瑜伽教练在职业发展中更好地适应市场变化，提升自身的竞争力。这一理论的应用有助于瑜伽教练在职业生涯中实现更大的成就，获得更大的满足感。

（二）学科支撑分析

在构建商业健身机构的瑜伽教练培训体系时，学科支撑分析是不可或缺的环节。学科支撑不仅为培训体系提供了理论依据，还为实践应用奠定了坚实的基础。运动生理学作为一门研究人体在运动中生理变化的科学，为瑜伽教练培训提供了重要支持。通过运动生理学的学习，瑜伽教练能够深入理解身体在瑜伽练习中的生理反应，从而在教学中强调科学性和安全性。这种理解不仅有助于提升教学质量，还能有效减少因错误指导而导致的运动损伤。此外，运动生理学知识还帮助瑜伽教练在设计课程时，合理安排练习强度和时间，能够确保学员在安全的前提下，达到最佳的锻炼效果。

教育心理学在瑜伽教练培训体系中发挥着重要作用，尤其是在成人学习领域。成人学员在学习动机、学习方式和学习需求上，与青少年有显著不同。通过教育心理学的研究，培训体系可以更好地理解成人学员的心理特点，并据此调整教学策略，以提高学员的学习动机和参与感。教育心理学强调学习者的主动性和自主性，这与瑜伽练习中强调的自我意识和自我发展不谋而合。通过心理学原理的应用，瑜伽教练可以设计出更具吸引力和挑战性的课程，激发学员的内在动力，从而优化培训效果。

运动医学是瑜伽教练培训体系中的另一重要支撑学科。运动医学的知识帮助瑜伽教练识别和预防运动损伤，确保学员的安全与健康。瑜伽虽是一种低强度的运动形式，但不当的练习同样可能导致损伤。通过运动医学的学习，瑜伽教练可以掌握如何识别潜在运动损伤的技能，并在教学中采取预防措施。运动医学还强调康复训练的重要性，瑜伽教练可以通过这些知识，帮助那些有运动损伤史的学员进行安全的瑜伽练习，促进其康复。

职业发展理论在瑜伽教练的职业生涯规划中起到了指导作用。随着瑜伽行业的不断发展，市场对瑜伽教练的需求也在不断发生变化。职业发展理论指导瑜伽教练如何根据市场需求和个人兴趣进行职业发展与提升。通过职业发展理论的学习，瑜伽教练可以更好地规划自己的职业路径，从而在竞争激烈的市场中脱颖而出。瑜伽教练可以根据自身的兴趣和特长，选择不同的专业方向，如瑜伽康复、瑜伽心理辅导等，进一步提升自身的职业素养和市场竞争力。

二、瑜伽教练培训体系的目标设定与原则

（一）目标设定方法

在商业健身机构的瑜伽教练培训体系中，目标设定方法是构建培训体系的关键步骤。目标设定的首要任务是明确培训目标，确保每个培训模块都针对特定的技能或知识进行设计。这种方法不仅有助于学员系统性地掌握所需能力，还能确保培训的有效性和针对性。在目标设定过程中，培训商业健身机构应详细地分析当前市场对瑜伽教练的技能需求，识别学员需要掌握的核心能力，如解剖学知识、瑜伽体式指导技巧以及客户沟通能力等。通过这种方式，培训目标的设定可以更具针对性和实用性，帮助学员在培训后能够迅速地适应并胜任实际工作。

结合市场需求是设定培训目标的另一重要方法。在快速变化的健身行业中，行业趋势和客户期望不断演变，因此，培训内容必须与实际工作环境相匹配。通过研究市场变化和客户反馈，培训商业健身机构可以调整培训目标，使其更符合当前和未来的行业需求。例如，随着人们对身心健康的重视，瑜伽教练的培训内容可以涵盖更多心理健康和压力管理的课程。这样的目标设定不仅提高

了培训的适用性，还增强了学员在职场中的竞争力。

在目标设定中，注重学员个体差异是确保培训有效性的重要原则。每位学员的背景、能力和学习风格各不相同。因此，个性化的学习路径显得尤为重要。在目标设定时，应充分考虑这些差异，为学员提供灵活的学习方案。这种个性化方法不仅能激发学员的学习兴趣，还能帮助他们在培训中发挥最大潜力。通过对学员进行初步评估，培训商业健身机构可以制定符合其需求的个性化目标，确保每位学员都能在舒适的学习节奏中成长。

（二）培训原则解析

在设计商业健身机构的瑜伽教练培训体系时，必须遵循一系列明确的原则，以确保培训的有效性和针对性。培训内容的设置应当强调理论与实践的结合。这一原则的核心在于使学员不仅能够掌握瑜伽的理论知识，还能在实际教学中灵活运用这些知识。理论与实践结合的培训方式可以帮助学员更好地理解瑜伽动作的原理、教学方法以及如何应对课堂上的突发情况。通过实践环节，学员能够在真实的教学环境中检验和巩固所学的理论知识，从而提升其教学能力和信心。

在商业健身机构的瑜伽教练培训中，课程内容的设计不仅要涵盖详尽的理论知识，还应包含丰富的实践活动。理论部分应包括瑜伽的历史背景、基本概念、人体解剖学、运动生理学等，以帮助学员建立扎实的知识基础。而实践部分则应提供多样化的教学场景，如模拟课堂、案例分析和教学实习等，使学员能够在真实情境中应用所学。通过这种理论与实践相结合的培训模式，学员能够在不断的实践中检验和巩固理论知识，从而在未来的教学中更加从容自信。

针对学员的个体需求进行培训计划的制定，是提升培训效果的重要原则。学员的背景、学习能力和目标各不相同，因而在培训过程中需要实施个性化的学习计划。这种个性化的设计可以通过初步的需求分析来实现，即在培训开始前对学员的背景、经验和目标进行评估。根据评估结果，制定适合每个学员的学习路径和进度安排，以确保每位学员都能在自身的节奏下有效地学习。这种关注个体需求的培训方式，不仅能够提高学员的学习效率，还能增强其学习的积极性和成就感。

循序渐进的课程设计是瑜伽教练培训体系中不可或缺的一部分。培训课程应当从基础知识开始，逐步引导学员深入了解更复杂的内容。这种设计原则不仅能够帮助学员扎实地掌握基础知识，还能为其后续的专业技能发展奠定坚实的基础。在课程设计中，应合理安排课程的难度和进度，使学员能够在不断挑战自我的过程中获得成就感。通过循序渐进的学习过程，学员能够更好地适应培训节奏，并在逐步积累经验的过程中提升其教学能力和专业素养。

三、瑜伽教练培训体系的资源配置与整合机制

（一）资源配置策略

在构建商业健身机构的瑜伽教练培训体系中，资源配置策略是确保培训质量和效果的关键环节。有效的资源配置策略需要从多个方面进行考量，以充分利用现有资源并最大化其效用。

首先，建立多元化的师资团队是资源配置的核心任务之一。通过引入不同瑜伽流派及教学风格的导师，培训课程能够为学员提供丰富多样的学习体验。这不仅可以满足学员对不同瑜伽风格的兴趣和需求，还可以帮助学员在多样化的教学环境中找到适合自己的学习路径。多元化的师资团队不仅提升了课程的吸引力，也为学员提供了更为广泛的知识视野和技能。

其次，整合线上与线下的学习资源是现代培训体系中不可或缺的一部分。数字平台的引入为学员提供了灵活的学习方式，使他们能够根据自身的时间安排和学习习惯进行学习。这种灵活性不仅提高了学员学习的便利性，也增强了学员的自主性和学习效果。线上资源的丰富性和便捷性与线下实践的深度结合，可以形成互补的学习模式，从而提高整体培训的效率和效果。

最后，开发标准化的教学材料和工具是确保培训内容一致性和科学性的基础。通过制定统一的教材、教案及多媒体资源，培训商业健身机构能够在教学过程中保持高水平的教学质量。这种标准化的资源不仅有助于学员系统地掌握瑜伽理论和实践技能，也为培训商业健身机构在不同教学场景中提供了一致的教学框架和评估标准。这种统一性对于提升教学质量和学员的学习效果具有重要意义。

（二）整合机制设计

在构建商业健身机构的瑜伽教练培训体系时，整合机制设计是一个至关重要的环节。整合机制不仅涉及资源的合理配置，还包括如何将不同领域的知识

融入培训体系中。通过建立跨学科的合作机制，可以有效地整合运动科学、心理学和教育学等领域的专业知识。这种整合不仅丰富了瑜伽教练培训的理论基础，还为实践指导提供了多维度的支持。通过跨学科的合作，培训体系能够更好地适应现代社会对瑜伽教练的多元化需求，为学员提供更全面的知识和技能。

为了确保培训课程能够紧跟行业发展动态，引入行业专家进行定期评估与反馈是必不可少的。行业专家不仅能够带来前沿的行业信息，还可以根据市场需求的变化，提出课程调整的建议。通过这种方式，培训课程能够及时更新内容，以满足不断变化的市场需求。这种动态调整机制不仅提高了课程的实用性，而且增强了学员在实际工作中的竞争力。专家的参与为课程的科学性和前瞻性提供了保证，使培训体系始终保持在行业前沿。

随着科技的发展，在线学习平台已成为现代教育的重要组成部分。在瑜伽教练培训体系中，开发在线学习平台可以提供灵活的学习资源和互动课程。这种在线平台能够适应不同学员的学习方式和时间安排，极大地提高了学习的便利性。学员可以根据自己的时间和节奏进行学习，不再受限于固定的课程表。这种灵活性不仅提高了学员的学习效率，也为学员提供了更多的自主空间，促进了个性化学习的实现。

建立学员与瑜伽教练之间的定期反馈机制，对于优化培训内容和教学方法具有重要意义。通过收集学员的学习体验和建议，培训商业健身机构能够不断改进课程设计和教学策略。这种反馈机制不仅提升了培训质量，也增强了学员的参与感和满意度。通过持续的反馈和调整，培训体系能够更好地满足学员的需求，确保教学效果的最大化。这种以学员为中心的机制设计，体现了现代教育对个性化和互动性的重视，推动了培训体系的不断完善。

四、瑜伽教练培训体系的质量控制与评估方法

（一）质量控制标准

制定明确的培训质量标准是确保商业健身机构瑜伽教练培训体系高效运作的基石。

首先，课程内容必须涵盖瑜伽哲学、解剖学、生理学等基础理论，以及在实际教学中的安全指导、个性化调整等关键技能。通过统一的课程大纲和教学计划，确保所有瑜伽教练在培训中都能获得一致的知识和技能。

其次，教学方法的选择应注重多样性和实用性，结合理论讲解与实践操作，以适应不同学员的学习需求和风格。评估方式则需科学合理，既要考查学员的理论掌握程度，又要衡量其实践教学能力，从而确保培训效果的全面性和专业性。

建立定期的师资培训与考核机制是提升培训质量的另一个重要环节。商业健身机构应定期组织瑜伽教练参与行业内外的专业培训，更新其知识储备和教学技能。这不仅有助于保持瑜伽教练的专业水平与时俱进，还能激发其教学创新的活力。考核机制的设计需包括理论测试、教学演示和学员反馈等多维度评价，以全面考查瑜伽教练的综合素质。通过严格的考核，确保每位瑜伽教练的知识水平和教学能力符合行业标准，从而提升整体培训质量，增强商业健身机构的市场竞争力。

引入外部评估商业健身机构进行独立审查，是确保培训体系科学性和有效性的重要措施。外部评估商业健身机构通常拥有专业的评估标准和丰富的行业经验，能够对培训体系进行客观、公正的评价。通过定期的外部审查，商业健身机构可以了解自身培训体系在行业中的定位和水平，发现潜在的改进空间。此外，外部评估结果还可以作为市场宣传的有力工具，增强商业健身机构的市场认可度和竞争力，吸引更多的学员参与培训。通过内外结合的质量控制与评估方法，商业健身机构可以构建一个科学、有效的瑜伽教练培训体系。

（二）评估方法选择

在构建商业健身机构的瑜伽教练培训体系中，评估方法的选择至关重要。评估方法不仅影响培训效果的客观呈现，还是培训体系整体质量控制的核心环节。通过科学的评估方法，培训商业健身机构能够更全面地掌握学员的学习进度和能力提升情况，进而调整和优化培训内容。评估方法选择的核心在于如何有效地将学员的理论学习与实践表现进行量化评估，以便为后续教学提供数据支持。这种评估不仅涉及学员的个人发展，还关系到商业健身机构的整体教学质量和市场竞争力。

建立定量评估指标是评估方法选择中的关键步骤之一。通过量化评估，培训商业健身机构可以利用数据分析工具对学员的学习成绩和实践表现进行客观评估。定量评估指标通常包括学员在理论知识测试中的成绩、实践操作中的表现以及综合能力的提升等方面。数据分析工具的应用，使这些指标的收集和分析更加高效和准确。通过定量评估，培训商业健身机构能够识别出学员在培训过程中遇到的具体问题，并根据数据反馈进行针对性的教学调整，确保培训效果的最大化。

360度反馈机制是评估方法选择中的另一个重要环节。通过结合学员自评、同伴互评和导师评估，培训商业健身机构可以全面了解学员在培训过程中的表现和进步。学员自评能够反映其自我认知和学习态度，同伴互评提供了学员在团队合作和互动中的表现，而导师评估则从专业角度审视学员的整体能力。这种多维度的反馈机制，不仅丰富了评估的维度，也提高了评估结果的可靠性和全面性，为培训体系的优化提供了有力支持。

定期对课程质量进行审查是确保培训内容和教学方法符合行业标准和市场需求的重要措施。通过邀请行业专家和资深瑜伽教练对培训课程进行评估，商业健身机构能够及时发现课程设置中的不足之处，并进行必要的调整。课程质量审查通常包括对课程内容的科学性、教学方法的有效性以及课程设置的合理性等方面的评估。通过这种方式，商业健身机构不仅能够保持课程的高质量和前沿性，还能在激烈的市场竞争中保持优势。

第二章　商业健身机构瑜伽教练培训课程设计

第一节　商业健身机构瑜伽基础理论课程的设计原则

一、瑜伽基础理论课程的目标定位与内容框架

（一）目标定位分析

目标定位是商业健身机构瑜伽教练培训课程设计的核心环节之一。在进行目标定位分析时，需要明确培训课程的最终目标，即培养出符合市场需求的瑜伽教练。这一目标首先要求对瑜伽教练的基本素养与技能进行全面分析，包括身体素质、知识储备、教学能力等方面。通过对这些基本素养的分析，可以为课程设计提供明确的指导方向。其次，目标定位还需考虑到市场的变化趋势，确保课程内容能够适应不断变化的市场需求。这就需要培训课程在内容和结构上具有前瞻性和灵活性，以便培养出的瑜伽教练能够在竞争激烈的市场中脱颖而出。

明确瑜伽教练的基本素养和技能要求是目标定位分析的重要组成部分。瑜伽教练不仅需要具备扎实的瑜伽理论知识，还需具备良好的沟通能力和教学技巧。为此，课程设计应涵盖瑜伽哲学、解剖学、生理学等基础理论课程，同时也要注重教学法、课程编排等实用技能的训练。通过全面的素养和技能培养，确保学员在完成培训后，能够胜任不同类型的瑜伽课程教学，并能根据学员的不同需求进行个性化指导。

在设计符合市场需求的课程内容与结构时，必须考虑到当前市场对瑜伽教练的多样化需求。现代商业健身机构的瑜伽课程不仅限于传统的体式教学，还包括瑜伽理疗、冥想、呼吸控制等多种形式。因此，课程设计需要涵盖这些多样化的内容，以满足市场的多样化需求。此外，课程结构应当灵活多样，既包括基础课程，又设置进阶课程，以便不同水平的学员都能找到适合自己的学习路径。

建立系统性与连贯性的教学体系是确保课程质量的重要保障。一个良好的

教学体系应当能够将不同的课程模块有机结合，使学员在学习过程中能够循序渐进、逐步深入。为此，课程设计需要明确各个模块之间的逻辑关系和过渡方式，确保学员能够在学习过程中不断积累知识和技能。同时，教学体系还应当注重理论与实践相结合，使学员能够在实践中检验和巩固所学的理论知识。

注重学员的实践能力与个性化发展是现代瑜伽教练培训课程设计的趋势之一。在课程设计中，应当为学员提供充足的实践机会，如模拟教学、实习等，以帮助学员将理论知识转化为实际教学能力。此外，课程设计还应当考虑到学员的个性化发展需求，通过选修课程、个性化指导等方式，帮助学员在自身感兴趣的领域进行深入学习和发展，从而在未来的职业生涯中形成自己的教学特色和优势。

（二）内容框架构建

内容框架构建在瑜伽教练培训中起着至关重要的作用。一个完善的课程框架不仅要涵盖瑜伽的核心理论，还需要结合实际教学需求，确保学员在短时间内能够掌握必要的知识和技能。课程设计应从学员的学习路径出发，循序渐进，从基础理论到应用实践，帮助学员建立系统的知识体系。同时，课程内容需保持更新，以适应不断变化的健身市场需求。通过合理的内容安排，学员能够在学习过程中形成清晰的知识脉络，从而在未来的教学中更好地运用所学。

瑜伽哲学与基础知识是瑜伽教练培训课程中的关键组成部分。系统讲解瑜伽哲学不仅能帮助学员理解瑜伽的精神内涵，还能促进其对瑜伽整体文化的深入认知。课程应详细介绍瑜伽的历史背景、发展起源及其核心理念，如八支分法等。此外，基础知识的讲解还需包括解剖学、生理学等内容，以帮助学员理解瑜伽体式对身体的影响。通过对这些内容的深入学习，学员能够在教学中更好地传达瑜伽的精神和实用价值。

瑜伽体式的分类与练习方法是培训课程中不可或缺的一部分。课程应详细介绍各种体式的分类，如站立、坐姿、后弯、扭转等，并结合解剖学原理讲解每种体式的正确练习方法及其益处。学员需要掌握每个体式的细节，以便在教学中准确地指导学员。课程还应强调不同体式的适应人群及其禁忌，确保学员能够根据自身的身体状况进行个性化指导。这种细致入微的教学方式能够提升学员的专业素养。

呼吸法与冥想技巧的结合应用在瑜伽教学中具有重要意义。课程应教授学员如何通过呼吸控制来调节身体和心灵的状态，促进身心的平衡与和谐。课程可包括各种呼吸法的练习，如腹式呼吸、交替鼻孔呼吸等，并结合冥想技巧，帮助学员在教学中引导学员进入更深层次的放松与专注状态。通过对呼吸与冥想的结合应用，学员能够在教学中感受更为全面的瑜伽体验。

瑜伽教练的沟通与指导技巧是培训课程设计中不可忽视的部分。良好的沟通能力能够帮助瑜伽教练更有效地传达瑜伽理念和技巧，提升教学效果。课程应教授学员如何在教学中运用积极的语言和肢体语言，与学员建立信任和互动关系。此外，指导技巧的培训应包括如何调整学员的体式、提供个性化建议以及处理课堂突发情况等。通过这些技巧的学习，学员能够在教学中展现出更高的专业性与亲和力。

二、瑜伽哲学与历史文化在课程中的融入原则

（一）哲学思想的融入

瑜伽不仅是一种身体练习方式，更是一种生活方式和哲学体系。通过将瑜伽哲学思想融入课程设计，学员能够更全面地理解瑜伽的本质。瑜伽哲学强调内在的平和与外在的和谐，这种思想可以帮助学员在面对生活中的压力和挑战时保持冷静。课程设计应注重引导学员在实践中体验和感悟瑜伽的哲学思想，帮助他们在练习中寻找心灵的宁静与自我觉知。这种哲学思想的融入不仅能够增强学员的自我管理能力，还可以提升他们在教学中的感染力与亲和力。

瑜伽哲学的核心价值观与瑜伽教练角色的关系是课程设计中不可忽视的一个方面。瑜伽的核心价值观包括非暴力、真诚、知足等，这些价值观与瑜伽教练的角色密切相关。作为瑜伽教练，不仅需要具备专业的技能，还要在教学中体现瑜伽的核心价值观。课程设计应帮助学员理解这些价值观，并在教学中以身作则，成为学员的榜样。通过对瑜伽哲学的深入理解，瑜伽教练能够在课程中创造一个开放和包容的环境，鼓励学员在互相尊重和支持的氛围中成长。这种价值观的传递不仅能够提高教学质量，还能增强学员对瑜伽的热爱和忠诚度。

将瑜伽的八支法则融入教学方法与课程结构是实现全面教学的关键。瑜伽的八支法则提供了一种系统的方法来指导学员的身体、心灵和精神的发展。课程设计中应将这些法则有机地融入每一个教学环节中。例如，通过体式练习提升学员的身体素质，通过呼吸控制增强学员的专注力，使其内心得到平静，通

过冥想帮助学员达到更高的意识水平。这样的课程结构能够帮助学员在不同的层面上全面发展，并为他们提供一个持续成长的框架。

鼓励学员在实践中探索个人的哲学理解与自我成长是课程设计的最终目标。每位学员在学习瑜伽的过程中都会有独特的体验和感悟，课程设计应为学员提供空间和机会去探索和表达自己的哲学理解。通过鼓励学员在实践中反思和记录自己的成长历程，课程能够帮助他们更深入地理解瑜伽的哲学内涵，并在此基础上实现自我成长。这样的设计不仅能激发学员的学习兴趣，还能增强他们的自主学习能力和批判性思维能力。

（二）历史文化的体现

瑜伽作为一种古老的修行方式，其历史文化的体现是课程设计中的重要组成部分。在商业健身机构的瑜伽教练培训中，通过深入挖掘瑜伽的历史文化背景，可以帮助学员更全面地理解瑜伽的精髓。历史文化的体现不仅是对过去的简单回顾，还是通过对瑜伽起源、发展过程及其在不同历史时期的演变进行系统的学习。通过系统的学习，学员能够更好地把握瑜伽的核心理念，从而在教学中传递出更具深度的文化内涵。

瑜伽历史中的重要流派对现代教学的影响不可忽视。在课程设计中，应当引导学员了解不同流派的起源与发展，如哈他瑜伽、阿斯汤加瑜伽等，以及这些流派在现代瑜伽教学中的应用与变革。通过对这些流派的学习，学员可以掌握不同的教学风格和方法，丰富自身的教学技能。此外，对这些流派特征的深入研究还可以帮助学员在教学实践中形成自己的教学特色，提升教学质量。

传统瑜伽文化元素在课程设计中的体现方式多种多样。课程中可以通过引入传统的瑜伽音乐、服饰、仪式等元素，使学员在学习过程中感受到浓厚的文化氛围。同时，课程设计还可以结合现代教学手段，如多媒体展示、互动式教学等，增强学员的参与感和体验感。这种文化元素的融入不仅提升了课程的吸引力，也有助于学员更好地理解和传播瑜伽文化。

通过历史人物与经典文本的学习，学员可以增强文化认同感。瑜伽历史上有许多杰出的人物，他们的思想和实践对瑜伽的发展产生了深远的影响。在课程中，通过对这些历史人物的事迹和经典文本的研读，学员可以更深入地理解瑜伽的哲学思想及其在不同时代的演进。同时，这种学习也有助于学员在教学中更好地传递瑜伽的核心价值观，增强教学的说服力和感染力。

在课程中融入传统节庆与仪式，可以丰富学员的学习体验。瑜伽与印度传统文化密切相关，许多节庆和仪式都蕴含着深刻的哲学意义。在课程设计中，通过组织学员参与这些节庆和仪式活动，可以增强他们对瑜伽文化的直观感受。这种体验式学习不仅能够加深学员对瑜伽课程内容的理解，还能激发他们的学习兴趣，提高学习效果。通过这种方式，学员能够更全面地感知瑜伽文化的魅力，并在未来的教学中传递这种文化体验。

三、瑜伽解剖学与生理学知识的课程设计要点

（一）解剖学知识重点

解剖学知识在瑜伽教练培训课程中扮演着至关重要的角色。了解人体的解剖结构，不仅能够帮助瑜伽教练更好地指导学员进行安全有效的练习，还能提高学员对自身身体的认识。这部分课程的设计应当涵盖人体主要肌肉群、骨骼系统以及关节的基本构造。通过详细的解剖学讲解，学员将能够识别和理解不同体式对身体各个部分的作用及潜在风险。这样的知识储备将有助于瑜伽教练在实际教学中因材施教地调整体式，以适应不同学员的身体条件和需求。

在瑜伽练习中，不同的体式对肌肉群的影响各不相同，因此，课程设计中需要重点分析这些体式的作用机制。通过对体式的分解，学员可以学习如何激活特定肌肉群，增强肌肉的力量和耐力，同时提高身体的灵活性。例如，战士式体式能够有效地锻炼腿部肌肉群，而下犬式则有助于增强上半身的力量。理解这些机制不仅有助于提升学员的实践能力，还能帮助他们在教学中更好地传授体式的益处，增强学员的锻炼效果。

关节的运动范围是决定瑜伽练习效果和安全性的关键因素之一。在课程设计中，应强调不同关节在瑜伽练习中的运动特性及其限制。例如，髋关节的灵活性对于许多瑜伽体式至关重要，而肩关节的稳定性则直接影响倒立等高难度动作的安全性。通过系统学习关节运动范围，学员能够更好地评估自身的身体状况，制订适合的练习计划，避免因关节过度拉伸或不当使用引发的运动损伤。

呼吸在瑜伽练习中居于核心地位，良好的呼吸控制不仅能增强学员的专注力，还能有效促进身心放松。课程设计应包括呼吸生理学的基本原理，帮助学员理解呼吸对身体各个系统的影响。通过学习不同的呼吸技巧，如腹式呼吸、胸式呼吸等，学员将掌握如何利用呼吸调节身体状态，以提升瑜伽练习的深度

和效果。这种对呼吸的掌控能力，也是瑜伽教练在指导学员时需传授的重要技能之一。

瑜伽练习对神经系统的调节作用是其促进身心健康的关键所在。在课程设计中，应详细讲解瑜伽如何通过体式、呼吸和冥想等手段，影响交感和副交感神经系统的平衡。这种调节作用不仅能帮助学员缓解压力，改善情绪，还能提升学员整体的生活质量。通过对神经系统作用机制的理解，学员将能够更好地运用瑜伽技术，帮助学员在日常生活中实现身心的和谐与稳定。通过对这一知识的掌握，也为学员在未来的教学实践中奠定了坚实的理论基础。

（二）生理学知识应用

在商业健身机构的瑜伽教练培训课程中，生理学知识的应用是不可或缺的环节。生理学为理解瑜伽练习中身体的反应提供了科学基础。课程设计应包括对人体基本生理功能的介绍，帮助学员了解呼吸、循环、消化等系统在瑜伽练习中的作用。通过生理学知识的学习，学员可以更精准地指导学员进行练习，确保动作的安全性和有效性。此外，生理学知识还能够帮助瑜伽教练识别练习过程中可能出现的问题，从而及时调整教学策略，提升学员的练习体验和效果。

瑜伽练习涉及多种能量代谢途径的运用，其中运动生理学基础知识的掌握尤为重要。课程应涵盖磷酸原系统、糖酵解系统和氧化系统在瑜伽练习中的应用。了解这些能量代谢途径，能够帮助瑜伽教练设计出更具有针对性的课程，以满足学员不同的体能需求。通过对运动生理学基础的学习，瑜伽教练可以指导学员在练习时更好地管理能量消耗和恢复过程，从而提高练习效率和效果。这部分内容对于提升瑜伽教练的专业素养和教学能力具有重要意义。

瑜伽练习对心血管系统的影响是课程设计中不可忽视的内容。研究表明，瑜伽有助于降低心率、改善血压和增强心脏功能。课程设计中应详细讲解瑜伽如何通过调节自主神经系统和改善血管功能来促进心血管健康。学员通过系统学习这些知识，可以在教学中更好地传达瑜伽的健康益处，帮助学员理解练习对心血管健康的积极影响，进而增强他们的练习动力和坚持意愿。

瑜伽练习不仅能够提高肌肉的耐力和柔韧性，还涉及复杂的生理适应机制。课程应重点介绍肌肉在瑜伽练习中的收缩类型、肌纤维的适应变化以及关节的生理学特征。通过对这些生理适应机制的学习，瑜伽教练能够更好地指导学员进行科学的肌肉训练，避免过度或不当的练习导致的损伤。理解肌肉耐力与柔韧性的生理适应机制，有助于瑜伽教练根据学员的身体状况和目标制订个性化的练习计划。

瑜伽不仅是一种身体练习，更是一种心灵的修行，其对心理及生理状态的调节与放松效果尤为显著。课程设计应包含瑜伽如何通过呼吸调节、冥想和体式练习来缓解压力、改善情绪和提升心理健康的内容。研究表明，瑜伽练习可以降低皮质醇水平，改善睡眠质量，增强心理韧性。通过对这些知识的掌握，瑜伽教练可以帮助学员在练习中实现身心的全面放松，提升整体健康水平。这种心理和生理的调节效果是瑜伽吸引众多练习者的重要原因之一。

四、瑜伽基础理论课程的教学方法与实施策略

（一）教学方法选择

教学方法的选择在瑜伽基础理论课程中至关重要。为了达到最佳的教学效果，课程设计需要考虑多种教学方法，以适应不同学员的学习需求和风格。互动式教学法是一种行之有效的方法，它通过鼓励学员参与讨论与实践，能够显著提高学习的积极性与主动性。在课堂上，教师可以通过提问、案例分析等方式引导学员进行思考，并积极参与课堂讨论。这种方法不仅可以激发学员的学习兴趣，还能帮助他们更好地理解和掌握瑜伽理论知识，从而为后续的实践打下坚实的基础。

结合多媒体教学资源是现代教学方法中的一大亮点。在瑜伽基础理论课程中，利用视频、音频及图文资料，可以极大地丰富课程内容，为学员提供多感官的学习体验。通过视频教学，学员可以直观地观察瑜伽动作的演示和要点解析；音频资源可以帮助学员在冥想和呼吸练习中更好地进入状态；而图文资料则可以作为课后复习和自学的重要资源。这些多媒体资源的合理运用，不仅提升了学员的学习体验，还能帮助他们更好地巩固所学知识。

实施分组学习是促进学员之间合作与交流的有效策略。在瑜伽基础理论课程中，分组学习可以增强团队协作能力和营造集体学习氛围。通过分组讨论，学员可以分享各自的见解和经验，互相学习，取长补短。小组活动还可以激发学员的创造力和批判性思维，帮助他们在团队中找到自己的角色和定位。这种学习方式不仅有助于学员之间建立良好的学习关系，还能提高他们的沟通能力和团队合作精神，为未来的职业发展奠定基础。

（二）实施策略规划

在商业健身机构的瑜伽教练培训课程中，实施策略规划是确保课程有效进行的关键环节。制订详细的课程实施计划是实施策略规划的首要任务。通过对课程时间安排、内容分配以及教学目标的精心设计，可以确保教学进度的顺利推进。课程时间安排需要根据学员的学习能力和课程内容的难易程度进行合理分配，以避免过度集中或分散导致的学习效率低下。内容分配则需要综合考虑理论与实践的平衡，确保学员在掌握理论知识的同时，能够通过实践活动加深对瑜伽教学的理解。教学目标的设计应当明确具体，既要符合学员的实际需求，又要具有一定的挑战性，以激发学员的学习动力。

建立评估与反馈机制是实施策略规划的另一个重要组成部分。通过定期的学员评估和教师反馈，可以及时了解课程实施的效果，并根据反馈结果调整教学策略，以提升课程质量。学员评估可以采用多种形式，如问卷调查、学习日志以及课堂表现评估等，以全面了解学员的学习情况和需求。教师反馈则可以通过教学反思、同行评议等方式进行，以促进教师的专业发展和教学能力的提升。评估与反馈机制的建立，不仅有助于课程质量的提升，还可以增强学员的学习体验和满意度。

鼓励学员参与课程设计的部分环节，是增强学员参与感与归属感的重要策略。在课程主题讨论和实践活动的选择中，给予学员一定的自主权，可以激发他们的学习兴趣和创造力。通过参与课程设计，学员不仅能够更好地理解课程内容，还可以在实践中锻炼自己的组织和协调能力。这种参与式学习方式，有助于提升学员的学习效果，并为他们未来的职业发展打下坚实的基础。此外，学员的参与也为瑜伽教练提供了新的教学灵感和思路，有助于课程的持续改进和创新。

第二节　商业健身机构瑜伽实践技能课程的模块化构建

一、瑜伽实践技能课程的目标与模块划分依据

（一）课程目标设定

在商业健身机构中，瑜伽教练培训课程的目标设定是至关重要的。课程目

标不仅要明确瑜伽实践技能的核心能力要求，还需要培养学员的专业技能与瑜伽教练素养。为此，课程设计应以市场需求为导向，结合学员的背景与发展目标，制定清晰且可行的目标。核心能力要求包括对瑜伽体位法、呼吸法、冥想等基本技能的掌握以及对教学方法、沟通技巧的提升。通过明确的课程目标设定，学员能够在学习过程中有明确的方向感，确保其在职业发展中具备竞争力。

为满足不同学员的学习需求与能力发展，设计多样化的实践模块显得尤为重要。这些模块应根据学员的初始水平、学习进度及个人兴趣进行划分，以实现个性化教学。模块化的课程设计不仅能够促进学员在特定领域的深入学习，还能通过不同模块的交叉学习，培养学员的综合能力。例如，初学者模块可专注于基本体位与呼吸技巧，而高级模块则可以探讨瑜伽哲学及高级教学法。通过多样化的模块设计，课程能够更好地适应学员的不同需求，提升其学习效果。

强调实践技能与理论知识的结合，是提升学员综合素质与教学能力的关键。瑜伽作为一门实践性极强的学科，其教学不仅依赖学员对体位、呼吸等技能的掌握，更需要对瑜伽哲学、解剖学等理论知识的深刻理解。通过理论与实践的结合，学员能够更好地理解每个动作背后的原理，从而在教学中更有效地传授这些知识。此外，理论知识的掌握还能帮助教练在面对不同学员时，提供更为专业的指导与建议，提升其教学能力。

（二）模块划分原则

模块划分在商业健身机构的瑜伽教练培训中扮演着至关重要的角色。模块划分的原则不仅是为了系统化课程结构，更是为了满足不同学员的学习需求，适应不同学员的能力差异。模块划分原则的核心在于通过科学合理的课程设计，使学员能够在其能力范围内得到最有效的训练和成长。这一原则要求我们首先对学员进行全面的评估，了解其基础水平和特定需求，然后根据这些信息将课程划分为初级、中级和高级三个层次。初级模块针对零基础或基础薄弱的学员，提供简单易懂的体式和基础理论；中级模块为有一定经验的学员设计，增加体式复杂度和理论深度；高级模块则面向经验丰富的学员，深入探讨高难度体式及其教学法。通过这样的层次划分，确保每位学员都能在适合自己的模块中学习与成长，实现个性化教学。

在模块划分过程中，理论学习与实践操作的结合是不可或缺的一部分。只掌握理论知识或只进行实践操作都不能达到理想的教学效果。因此，每个模块都应在课程设计中平衡理论与实践的比例，确保学员不仅能理解瑜伽的原理，还能在实际操作中运用这些知识。理论学习为实践操作奠定了坚实的基础，而实践操作则是对理论知识的检验与应用。通过这种结合，学员能够在掌握知识的同时进行实际演练，从而增强学习的有效性。这种理论与实践的结合也有助于学员在未来的教学中更好地传授瑜伽知识，提升其作为瑜伽教练的专业能力。

模块设计还应考虑到不同的教学目标，以确保每个模块都有明确的重点与目标导向。不同的教学目标如体式教学、呼吸法、冥想技巧等，要求模块设计时有针对性地设置课程内容。例如，体式教学模块应注重体式的标准动作、变体及其教学方法；呼吸法模块应强调呼吸技巧的理论基础与实践应用；冥想技巧模块则需关注冥想的理论背景和实践引导。明确的教学目标不仅帮助学员在学习过程中有清晰的方向感，也使教学效果更为显著。通过明确的目标导向，学员在学习中更容易集中注意力，提高学习效率，最终实现其作为瑜伽教练的全面发展。

二、基础体式与进阶体式的课程模块设计

（一）基础体式模块

基础体式模块是商业健身机构瑜伽教练培训课程的核心组成部分之一。该模块的设计旨在为学员提供全面的基础体式知识和技能，确保他们能够掌握瑜伽的基本动作和理念。基础体式模块通常包括一系列简单而有效的姿势，这些姿势不仅是进阶体式的基础，也是学员理解瑜伽哲学的重要途径。通过系统化的教学，学员可以逐步建立起对瑜伽体式的深刻理解，为后续的进阶学习打下坚实的基础。

在基础体式模块中，正确的姿势与对齐原则是教学的重点。正确的姿势不仅能增强练习者的身体稳定性和灵活性，还能有效预防运动损伤。对齐原则则强调身体各部位在练习中的协调与平衡。通过详细的示范和指导，学员能够理解如何在不同体式中保持正确的对齐，从而提高练习的效果和安全性。这一部分的教学需要瑜伽教练具备敏锐的观察力和精确的指导能力，以帮助学员纠正错误姿势，优化练习体验。

呼吸技巧与节奏掌控是基础体式模块中的重要内容。瑜伽练习不仅是身体的运动，更是一种身心的结合。通过掌握呼吸技巧，学员可以更好地控制身体的节奏，增强练习的深度和效果。呼吸与体式的结合能够帮助学员在练习中保

持专注，提升内在的觉知和自我调节能力。这一部分的课程设计需要强调呼吸与动作的同步性，帮助学员在实践中找到属于自己的呼吸节奏。

在基础体式模块中，安全性是不可忽视的重要因素。瑜伽练习虽然有益，但不当的练习可能导致身体的损伤。因此，在课程设计中，必须强调基础体式的安全性和预防伤害的注意事项。通过对常见错误的分析和纠正，学员可以学会如何在练习中保护自己，避免不必要的运动伤害。瑜伽教练需要具备丰富的经验和敏锐的判断力，及时发现和纠正学员的错误动作。

基础体式的逐步进阶方法与适应性调整是课程模块设计中的关键环节。每个学员的身体条件和瑜伽水平各不相同，因此课程需要根据学员的实际情况进行适应性调整。通过逐步进阶的方法，学员可以在自身能力范围内挑战更高难度的体式，逐步提升自身的瑜伽水平。这一部分的课程设计需要瑜伽教练具备灵活的教学策略和个性化的指导能力，以满足不同学员的需求。

（二）进阶体式模块

在商业健身机构的瑜伽教练培训中，进阶体式模块的设计至关重要。进阶体式模块不仅是对学员基础体式掌握能力的考验，更是提升其瑜伽实践深度的关键环节。在这一模块中，学员需要深入理解每个体式的核心对齐原则，通过不断练习提升身体意识。身体意识的提升不仅能帮助学员更好地掌握体式的精确性，还能在实践中感受到身体与心灵的深度连接。这种对身体的觉知和控制能力是进阶体式模块中不可或缺的部分，为学员的全面发展奠定了坚实的基础。

进阶体式模块的另一个重要组成部分是呼吸与动态协调。在瑜伽实践中，呼吸与体式的协调是实现流畅转换的关键。通过掌握呼吸技术，学员可以在体式之间实现自然流畅的过渡，提升整体练习的连贯性和美感。这不仅需要学员对呼吸节奏的精准把控，还需要在动态变化中保持身体的稳定与协调。通过呼吸与动态协调的训练，学员能够在实践中实现身心合一的状态，进一步深化对瑜伽的理解和体验。

为了确保学员在进阶体式练习中的安全，安全指导与风险评估是课程设计中的重要环节。进阶体式往往涉及更高的身体难度和挑战，因此，专业的安全指导显得尤为重要。在实践中，学员需要了解每个体式的潜在风险，并通过风险评估来制订合理的练习方案。通过安全指导与风险评估的课程安排，学员能够在挑战自我的同时，始终保持安全意识，避免不必要的伤害。

最后，进阶体式模块强调个性化调整与适应性训练。每位学员的身体条件和瑜伽基础各不相同，因此，课程设计需要具备一定的灵活性，以满足不同学员的需求。通过个性化的调整，学员能够根据自身的能力和局限性，进行适当的体式变体和调整。这不仅有助于提升学员的自信心和练习效果，也为他们提供了一个更加包容和支持的学习环境。个性化调整与适应性训练的引入，使进阶体式模块能够更好地服务于学员的多样化需求，促进其全面发展。

（三）体式过渡技巧

在商业健身机构的瑜伽教练培训中，体式过渡技巧是实践技能课程中的重要组成部分。体式过渡不是简单的动作连接，而是对学员瑜伽能力的全面考验。通过掌握体式过渡技巧，学员可以在不同体式之间保持动作的连贯性和协调性，提升整体瑜伽练习的质量。体式过渡的核心在于流畅性与节奏感，这要求学员在转换过程中保持身体的自然流动。通过反复练习，学员能够在体式转换中找到身体的平衡与稳定，进而提高瑜伽练习的整体效果。

体式过渡的流畅性与节奏感是瑜伽练习中的重要环节。流畅的过渡能够帮助学员在练习中保持连贯性，避免因动作生硬而导致的中断。节奏感则是体式过渡的灵魂，它引导学员在不同体式之间找到自然的转换点，从而保持动作的和谐与统一。在教学中，强调学员在体式过渡中找到自己的节奏，通过不断调整与适应，逐渐形成属于自己的瑜伽风格。通过这种方式，学员不仅能够提高练习的技巧水平，还能在精神层面获得更深的瑜伽体验。

呼吸在体式过渡中扮演着至关重要的角色。通过呼吸的配合，学员能够更好地控制动作的节奏与深度。呼吸不仅是维持生命的基本功能，更是瑜伽练习中的重要工具。在体式过渡中，呼吸的节奏与动作的节奏相辅相成，指导学员在转换过程中保持身体的稳定与放松。通过呼吸的引导，学员可以在体式过渡中找到内心的宁静与专注，从而提升整体练习的效果。在教学中，指导学员如何在体式过渡中正确运用呼吸，是提高其瑜伽能力的重要步骤。

体式过渡中的身体意识是提升瑜伽练习质量的关键。通过增强身体意识，学员能够更好地感知身体各个部位的状态与协调性。在体式过渡中，身体的每一个细微变化都可能影响整体的稳定性与流畅性。因此，培养学员的身体意识，帮助他们在体式转换中感知身体的变化，是提升其瑜伽水平的重要手段。通过对身体的深入了解，学员能够在练习中更好地调整动作，避免因不当的体式过渡而导致身体不适或受伤。

体式过渡的安全注意事项是确保学员在练习中避免受伤与不适的关键。在体式过渡中，动作的流畅与稳定性是保障学员安全的重要因素。在教学中，强调体式过渡的安全原则，指导学员在转换过程中保持正确的姿势与动作。通过对安全注意事项的学习，学员能够在练习中更好地保护自己，避免因动作不当而导致的身体损伤。在教学中，注重对学员安全意识的培养，帮助他们在练习中养成良好的习惯，从而提高瑜伽的整体水平。

三、呼吸控制与冥想技术的课程模块设计

（一）呼吸控制技巧

呼吸控制在瑜伽练习中被视为一项基础而又至关重要的技能。它不仅是瑜伽体式练习的核心要素，更是连接身体与心灵的桥梁。呼吸的节奏和深度直接影响练习者的身心状态。通过掌握呼吸控制技巧，学员能够在练习中保持稳定的心态和专注力，从而提升整体练习效果。呼吸控制不仅仅是简单地吸气和呼气，它需要练习者在意识上对呼吸进行精细的调节，以实现内心的宁静和身体的放松。瑜伽练习中的呼吸控制技巧被称为“调息法”，它强调呼吸的节律性和深度，帮助瑜伽练习者在身体和心理上达到平衡。

在瑜伽教学中，呼吸技术被细分为多种类型，每种技术都有其特定的应用场景和效果。腹式呼吸是最常见的呼吸方式之一，它通过扩张横膈膜来增加肺活量，适用于初学者和需要放松的练习。胸式呼吸则更多地用于增强能量和提高注意力，适合在需要集中精神的体式练习中使用。交替鼻孔呼吸是一种平衡左右脑的呼吸方法，有助于调节身体的能量流动，常用于冥想和深度放松的练习。这些呼吸技术各具特色，学员在掌握后可以根据不同的练习需求选择合适的呼吸方式，以达到最佳的练习效果。

在瑜伽练习中，呼吸与体式的结合是提升练习效果的关键。通过将呼吸与体式同步，练习者能够在体式中保持更长时间的稳定性和舒适感。例如，在进行站立体式时，深长的呼吸可以帮助稳定重心，而在进行弯曲或扭转体式时，呼气的配合能够加深体式的幅度。呼吸不仅是身体动作的伴随者，更是引导者，通过呼吸的引导，瑜伽练习者可以更深入地体验体式带来的身体和心理变化。正确的呼吸与体式结合能够提升练习的安全性和效果，使学员在练习中获得更大的益处。

呼吸控制不仅影响身体状态，还对心理状态有着深远的影响。通过有意识

的呼吸调节，练习者可以有效地管理自己的情绪和提升专注力。深长而缓慢的呼吸能够激活副交感神经系统，帮助身体放松并减少压力反应，从而改善情绪状态。呼吸的节奏对大脑的活动有直接影响，规律的呼吸可以提高大脑的专注力和反应速度。在瑜伽练习中，通过呼吸的调节，学员能够在复杂的体式中保持内心的平静和专注，使练习成为一种身心合一的体验。

尽管呼吸练习在瑜伽中具有诸多益处，但不当的练习方式可能导致身体不适或伤害。因此，在教学中强调呼吸练习的安全注意事项尤为重要。首先，学员应根据自身的身体状况选择适合的呼吸方式，避免过度用力或长时间屏息。其次，在进行呼吸练习时，应保持良好的姿势和放松的状态，以防止肌肉紧张或姿势不当引发的身体不适。最后，练习环境的选择也很重要，应在空气流通、温度适宜的环境中进行呼吸练习，以确保呼吸的顺畅和练习的安全性。通过这些安全指导，学员可以在呼吸练习中获得最大的益处。

（二）冥想技术要点

冥想作为瑜伽练习中的核心组成部分，其基本概念与定义在课程设计中占据重要位置。冥想不是简单的静坐，它是一种通过内心的静谧来达到自我意识和内在平衡的方法。在瑜伽练习中，冥想被视为提升精神专注力和内心宁静的关键技术。通过冥想，瑜伽练习者可以更深入地体验瑜伽的精髓，达到身心合一的境界。这种技术在商业健身机构的瑜伽教练培训中尤为重要，因为它不仅提升了瑜伽教练自身的专业素养，也为其指导学员奠定了坚实的理论基础。

冥想的类型多种多样，每种类型都有其独特的适用场景。专注冥想主要通过集中注意力于单一对象来提升专注力，适合初学者及需要提高注意力的人群。正念冥想则强调对当下的觉察，适用于需要提升自我觉知能力的练习者。引导冥想通过语音或音乐引导，帮助学员更容易进入冥想状态，适合初学者及需要外部帮助来放松心灵的人群。这些类型的冥想在课程模块中提供了多样选择，使学员能够根据自身需求选择最合适的冥想方式。

实施冥想技巧需要遵循一定的步骤，以确保练习的有效性和安全性。首先，准备一个安静、舒适的环境，避免外界干扰是至关重要的。其次，调整好姿势，通常建议采取舒适的坐姿，以保持脊柱的自然曲线。集中注意力的方法可以多种多样，如专注于呼吸、一个词语或一个视觉对象。通过这些步骤，学员可以更有效地进入冥想状态，体验冥想带来的深层次放松与内心平和。

冥想对心理健康的积极影响在现代社会中得到了广泛认可。研究表明，冥想可以有效地减轻压力，帮助管理焦虑，并调节情绪。对于瑜伽教练而言，掌握这些技巧不仅有助于自身的心理健康，也能更好地指导学员，通过冥想来改善心理状态。在课程中，冥想技术的应用被视为提升心理韧性的重要手段，帮助学员在面对生活压力时保持内心的平静与稳定。

在进行冥想练习时，注意事项是确保学员能够安全舒适地进行的重要保障。首先，确保身体的舒适是关键，避免长时间保持不适姿势导致身体紧张。其次，心理的放松是冥想成功的基础，学员应避免带着过多的期望或压力进行练习。通过这些注意事项的指导，学员能够在冥想过程中保持良好的状态，从而更好地体验冥想的益处。这些要点在课程设计中被详细介绍，以确保学员在实践中获得最佳的冥想体验。

（三）呼吸与冥想结合

呼吸与冥想的结合在瑜伽教学实践中具有重要的地位，能够有效地促进学员的身心放松与集中。呼吸与冥想结合的基本原则在于强调自然呼吸的重要性，避免人为的呼吸控制，以帮助学员在冥想过程中保持轻松和专注的状态。在实践中，自然呼吸能够引导学员进入一个更为宁静的内在空间，减少外界干扰，从而更好地集中注意力，达到深层次的冥想效果。通过呼吸的自然流动，学员能够感受到身体和心灵的和谐，提升整体的冥想体验。

通过呼吸技巧的引导，学员可以在冥想中实现更深层次的自我觉察。这种自我觉察不仅是对身体状态的感知，还是对内在情绪和精神状态的理解。通过专注于呼吸的节奏和深度，学员能够逐渐进入内心深处，探索潜意识中的情感和思想。这种深度的自我探索有助于增强学员对自我状态的理解，促进心理健康的提升。在课程设计中，指导学员通过呼吸技巧进入冥想状态，可以帮助他们在日常生活中更好地管理情绪和压力。

结合不同的呼吸模式，如深腹式呼吸，与冥想练习相结合，可以探索如何通过调整呼吸来影响冥想的深度和效果。深腹式呼吸能够促进身体的放松，增加氧气的摄入，从而为冥想创造一个更为理想的生理环境。在实践中，不同的呼吸模式可以根据冥想的目标进行调整，如通过缓慢而深沉的呼吸来促进放松，或通过快速而有节奏的呼吸来提高专注力。这种呼吸与冥想的结合能够帮助学员更好地掌握冥想的技巧，提升整体的练习效果。

在冥想中引入呼吸节奏的变化，以适应不同的冥想目标，如放松、专注或情绪调节，是课程设计中的重要环节。通过不同的呼吸节奏，学员能够在冥想中体验到不同的心理状态。例如，缓慢的呼吸节奏可以帮助学员进入一个深度放松的状态，而快速的呼吸节奏则能够提高学员警觉性和专注力。这种节奏的变化不仅丰富了冥想的体验，也为学员提供了更多的选择，以适应不同的练习需求和目标。

设计呼吸与冥想的综合练习，能够帮助学员在实际操作中体会两者的相互作用并提升整体练习效果。在课程中，通过一系列的综合练习，学员可以更直观地感受呼吸与冥想的协同作用。这些练习不仅能够提高学员的实践技能，也能增强他们在日常生活中的应用能力。通过综合练习，学员能够在实践中不断调整和优化自己的呼吸与冥想技巧，从而在长期的练习中获得更为显著的效果。

四、瑜伽流派与风格在实践课程中的模块化整合

（一）流派特征分析

流派特征分析在瑜伽实践课程中占据重要地位。各大瑜伽流派，如哈他瑜伽与阿斯汤加瑜伽，各自具有独特的特点与核心理念。哈他瑜伽以身体练习与呼吸控制为核心，通过静态体式和呼吸的结合，帮助学员提高身体的柔韧性与内在的专注力。而阿斯汤加瑜伽则以其动态流动性而著称，通过一系列快速连续的体式和同步呼吸，培养学员的耐力与身体协调性。通过对这些流派特征的深入分析，瑜伽教练能够更好地理解不同流派的教学方法与风格，从而在课程设计中实现模块化整合。

不同瑜伽流派的教学方法与风格各具特色，适应不同学员的需求。静态体式的强调与动态流动的结合，是许多流派在教学中常用的方法。例如，艾扬格瑜伽强调体式的精确对齐，通过静态的停留来增强身体的稳定性与力量。而流瑜伽则注重动作的连贯性与流畅性，帮助学员在动态中找到平衡与节奏。通过对这些教学方法的分析，瑜伽教练可以根据学员的身体条件与练习目标，选择适合的流派风格进行教学，满足不同学员的个性化需求。

流派间对体式与呼吸的理解差异是瑜伽教学中的一个重要方面。某些流派如艾扬格瑜伽，强调体式的精确对齐，认为正确的体式排列可以带来更好的身体健康与心理平衡。而其他流派如流瑜伽，则更加注重呼吸与动作的结合，通过流畅的呼吸带动身体的流动，达到身心的和谐统一。理解这些差异有助于瑜伽教练在教学中灵活运用不同的体式与呼吸方法，提高学员的练习

效果与体验。

各流派在心理与情绪管理方面也有独特的方法。例如，正念瑜伽在情绪调节中，通过正念冥想与呼吸练习，帮助学员提高自我觉察与情绪管理能力。而传统的哈他瑜伽则通过放松技巧与深度呼吸，帮助学员释放压力与焦虑，达到内心的宁静与放松。通过对这些方法的分析，瑜伽教练可以在课程中融入心理与情绪管理的技巧，帮助学员在身体锻炼的同时，保持心理健康与情绪稳定。

流派对学员个性化发展的支持程度是瑜伽教学中的一个关键因素。不同流派的特点可以满足学员的个体需求与成长目标。例如，对于需要提高身体力量与耐力的学员，可以选择阿斯汤加瑜伽的动态练习。而对于需要提升柔韧性与放松能力的学员，则可以选择哈他瑜伽或艾扬格瑜伽的静态练习。通过对流派特征的深入理解，瑜伽教练可以根据学员的不同需求，设计个性化的课程方案，帮助学员实现全面的身体与心理发展。

（二）风格融合策略

在商业健身机构的瑜伽教练培训中，风格融合策略的应用至关重要。通过融合不同瑜伽流派的核心理念，设计出跨流派的综合课程模块，可以极大地丰富学员的学习体验。这样的设计不仅是为了教授多种风格的技巧，还是为了在学员心中建立一种开放的学习心态，使他们能够在不断变化的健身市场中灵活应对。通过这种方式，学员能够在实践中掌握多样化的技能，提升他们在教学中的竞争力。同时，这种融合策略也有助于学员在日后的职业生涯中根据不同学员的需求，提供个性化的瑜伽指导。

在课程设计中，引入多样化的教学方法是实现风格融合的另一关键策略。通过结合不同流派的特色，学员能够在学习过程中提升灵活应变能力与独特的教学风格。不同流派的瑜伽有着各自的精髓与侧重，通过将这些特色整合到教学中，学员不仅可以掌握广泛的技能，还可以在实践中形成自己的教学风格。这种多样化的教学方法，不仅能够提升学员的教学质量，还能让他们在面对不同学员时，提供更为精准的指导，满足不同的需求。

鼓励学员在实践中探索多种瑜伽风格，是促进个性化发展的有效途径。每位学员都有其独特的背景与学习需求，通过探索不同的瑜伽风格，他们能够找到最适合自己的教学方式。在探索过程中，学员能够更好地理解各个流派的优势与局限，从而在教学中扬长避短。这种个性化的发展，不仅能够提升学员的自信心，还能帮助他们在职业生涯中更好地定位自己，找到适合自己的发展方向。

定期举办流派融合的工作坊，是拓宽学员视野与提高学员专业素养的重要手段。在这些工作坊中，邀请不同流派的资深瑜伽教练分享经验，能够为学员提供宝贵的学习机会。这些工作坊不仅是知识的交流，更是经验的传承，通过这些活动，学员可以接触到不同的教学理念与实践经验，拓宽了视野。这种视野的拓展，不仅能够提升学员的专业素养，还能激发他们的创新思维，为他们的教学带来新的灵感。

通过整合不同流派的冥想与呼吸技巧，学员能够在课程中实现身心的全面协调与平衡。不同流派的冥想与呼吸技巧各有其独特的作用，通过整合这些技巧，学员可以在练习中体验到更加全面的身心平衡。这种平衡不仅是身体层面的，还是心理层面的。通过这种整合，学员能够在教学中更好地引导学员，实现身心的全面发展。这种全面的协调与平衡，是瑜伽教学的核心目标之一，也是实现学员全面发展的重要手段。

（三）流派与风格的教学应用

在商业健身机构的瑜伽教练培训中，流派与风格的教学应用是提升课程质量的关键。瑜伽的多样性使每个流派都有其独特的教学方法和实践技巧。通过流派与风格的教学应用，瑜伽教练可以根据学员的特点和需求，灵活地选择合适的流派进行授课。这种策略不仅有助于学员更好地理解和掌握瑜伽的核心理念，还能激发他们的学习兴趣和参与度。教学应用的有效性在于瑜伽教练能够因材施教，结合流派的特性，设计出具有针对性的教学内容，从而实现教学目标的最大化。

不同流派的教学应用策略是帮助瑜伽教练根据学员的特点选择合适流派授课的基础。在设计课程时，瑜伽教练需要考虑学员的身体条件、心理状态以及学习目标，以便选择最适合他们的瑜伽流派。例如，对于需要提升身体力量的学员，可以选择力量型瑜伽流派；而对于需要放松心灵的学员，则可以选择冥想类瑜伽流派。通过这种量身定制的教学策略，学员能够在学习中获得更好的体验和效果，从而提高他们的学习积极性和课程满意度。

结合流派特色设计课程内容是确保每个模块都体现出流派核心理念与实践技巧的重要环节。每个瑜伽流派都有其独特的哲学和实践方法，瑜伽教练在设计课程时需要深入理解这些特色，并将其融入课程中。这样不仅能够保持课程的一致性和连贯性，还能帮助学员更深入地理解和体验瑜伽的精髓。课程设计的创新性和灵活性在于能够将流派的独特元素与学员的实际需求相结合，从而形成具有特色的教学模块，提升教学的有效性。

通过多样化的教学风格，瑜伽教练可以在授课中灵活运用不同流派的技巧，以适应学员的多样化需求。这种多样化的教学风格不仅能够激发学员的学习兴趣，还能帮助他们在不同的瑜伽风格中找到最适合自己的练习方式。瑜伽教练在授课时，可以通过调整教学方法和内容，满足学员的个性化需求，从而提升他们的学习效果和体验。多样化的教学风格还可以为学员提供更多的选择和体验，帮助他们在瑜伽学习中获得更全面的发展。

定期组织流派间的交流与分享活动是促进瑜伽教练之间经验传递与相互学习的重要方式。这些活动不仅能够提高瑜伽教练的教学水平，还能为他们提供一个交流和学习的平台。在活动中，瑜伽教练可以分享各自的教学经验和心得，探讨流派之间的差异和共性，从而在教学中不断创新和进步。通过这种经验的交流与分享，瑜伽教练可以在教学中更加灵活地运用不同流派的技巧，提升整体的教学质量和效果。

在课程中融入流派的独特冥想与呼吸技巧，能够帮助学员在实践中体验身心的和谐与平衡。冥想和呼吸是瑜伽练习中不可或缺的部分，它们不仅有助于提高学员的专注力和内在平静，还能增强他们的身体健康。在课程设计中，瑜伽教练可以将这些技巧融入每个模块中，让学员在学习过程中不断感受到瑜伽带来的身心变化。通过这种方式，学员可以在瑜伽练习中获得更深层次的体验和成长。

第三节　商业健身机构瑜伽教学法与沟通技巧的课程整合

一、瑜伽教学法的理论基础与实践应用

（一）瑜伽教学法的理论基础

现代瑜伽教学法强调以学员为中心的教学理念，注重因材施教。每位学员在身体素质、理解能力和学习目标上都有所不同，因此，教师应根据学员的个体差异调整教学策略。这种教学理念不仅提高了学员的参与度，还能有效促进他们的全面发展。此外，瑜伽教学法中的核心原则是关注学员个体的需求与发

展。这就要求瑜伽教练在课程设计中，充分考虑学员的身体状况、心理状态和学习进度，确保每位学员都能在安全、舒适的环境中学习和成长。

有效的教学策略在瑜伽教学中尤为重要。教师通过示范、指导与纠正，帮助学员在实践中理解与掌握瑜伽体式。示范是教学中不可或缺的一部分，通过直观的动作展示，学员可以更好地理解每个体式的要领和细节。指导则是在学员练习过程中给予适时的建议和调整，确保他们的动作正确、安全。纠正不仅是指出错误，更是通过积极地反馈和鼓励，帮助学员建立自信心和成就感。这样的教学策略不仅提高了学员的学习效果，也增强了他们的自主学习能力。

建立良好的师生关系是瑜伽教学成功的关键因素之一。教师通过积极地沟通与反馈，能够有效地增强学员的学习动机与参与感。良好的师生关系建立在相互尊重、信任和理解的基础上。教师在教学中需要关注学员的反馈，及时调整教学内容和方法，以适应学员的需求。同时，通过积极地鼓励和支持，激发学员的学习兴趣和内在动力。这种良性的互动不仅有助于学员的成长，也提升了整个教学过程的质量和效果。

在现代瑜伽教学中，运用多样化的教学工具与资源是提升课程互动性与学习效果的重要手段。视频教学、图示和实践活动等多种形式的教学资源，能够帮助学员更直观地理解和掌握复杂的瑜伽体式和理论。视频教学可以提供动态的示范，帮助学员更好地理解动作的流畅性和连续性。图示则可以清晰地展示每个体式的关键点和注意事项。实践活动不仅增强了学员的参与感，还通过互动和交流，促进了学员之间的合作和互助。这些多样化的教学工具与资源，为学员提供了丰富的学习体验，提升了课程的整体效果。

（二）瑜伽教学法的实践应用

瑜伽教学法的实践应用在商业健身机构中扮演着至关重要的角色。有效的教学法不仅能够提升学员的学习体验，还能增强他们对瑜伽的理解和热爱。在实践中，瑜伽教学法应注重灵活性和适应性，以满足不同学员的需求。瑜伽教练需要不断地更新和调整教学策略，以应对学员多样化的学习背景和目标。通过对教学法的深入理解和应用，瑜伽教练能够创造一个积极的学习环境，以促进学员的身心发展。

采用分层次的教学方法，根据学员的不同基础和能力，设计适合的课程内容，以确保每位学员都能在适合自己的水平上获得有效的学习体验。分层次教学法强调因材施教，针对初学者和进阶学员设定不同的学习目标和内容。初学者可能需要更多的基础知识和简单体式，而进阶学员则需要更复杂的体式和深度的理论知识。通过这种方式，学员能够在各自的学习阶段获得最大化的成长和进步，避免因课程难度不匹配而产生的挫败感。

实施个性化指导，通过观察学员的体式表现，及时给予反馈和调整建议，帮助学员在实践中更好地理解和掌握瑜伽体式。个性化指导是瑜伽教学中的关键环节，瑜伽教练需要具备敏锐的观察能力和丰富的体式知识，能够在教学中迅速地识别学员的错误并提供有效的纠正方案。通过个性化的指导，学员能够更快地纠正错误，掌握正确的体式要领，从而提高练习的质量和效果。这种针对性的指导也能增强学员对瑜伽教练的信任感，激发他们的学习积极性。

结合小组合作学习，鼓励学员在小组内进行互相示范和讨论，促进学员之间的交流与学习，增强课堂的互动性和参与感。小组合作学习是一种有效的教学策略，通过让学员在小组内进行交流和合作，可以激发他们的学习兴趣和动机。在小组活动中，学员可以互相学习不同的体式技巧，分享练习经验，从而在合作中提高自身的瑜伽水平。同时，小组合作也能培养学员的团队合作精神和沟通能力，这对于他们未来的发展具有重要意义。

利用多媒体教学资源，如视频和图示，增强课程的视觉效果，使学员能够更直观地理解瑜伽体式的要领和技巧。多媒体资源的应用为瑜伽教学带来了新的可能性，通过视频演示和图示讲解，学员可以更清晰地看到体式的正确姿态和动作细节。这种视觉化的教学方式不仅有助于学员的理解和记忆，还能激发他们的学习兴趣和主动性。借助现代科技，瑜伽教练可以丰富教学内容，提高教学效果，使学员在学习过程中获得更好的体验。

二、教学法课程中因材施教与个性化指导的设计

（一）因材施教的原则

因材施教在瑜伽教练培训课程中扮演着至关重要的角色。在教学过程中，瑜伽教练需要充分理解每位学员的身体条件与能力，设计出适合其个人的练习强度与难度。这种个性化的设计不仅能够确保学员在安全的环境中进行有效的瑜伽练习，还能提高他们的学习积极性和效果。通过细致的观察和交流，瑜伽教练可以识别学员的身体特征和健康状况，进而制订相应的练习方案，避免因

过度训练或不当动作导致的损伤。这一原则的实施要求瑜伽教练具备丰富的专业知识和灵活的教学策略，以便在复杂多变的教学情境中做出最优的决策。

在教学过程中，针对不同学员的学习风格，制定多样化的教学方法是因材施教的另一个关键要素。学员的学习风格各异，有些偏好视觉学习，有些则更倾向于听觉或动手操作。因此，瑜伽教练需要具备多种教学技能，能够在课堂上灵活运用视觉演示、口头讲解和实际操作等多种教学手段，满足不同学员的学习需求。这不仅能帮助学员更好地理解和掌握瑜伽动作，还能激发他们的学习兴趣，增强课堂参与度。通过这种多样化的教学方式，瑜伽教练能够为学员提供更为全面和深入的学习体验。

鼓励学员表达个人目标与期望是个性化课程调整的基础。在课程设计中，瑜伽教练应积极引导学员分享他们的学习目标和期望，通过倾听和理解学员的反馈，瑜伽教练可以对课程内容进行个性化调整。这种以学员为中心的教学方法，不仅能增强学员的学习动机，还能帮助他们实现自我成长与发展。瑜伽教练在课程中应创造一个开放和支持的环境，使学员感到被尊重和被理解，从而更愿意参与到课程的设计和调整中。这种互动和反馈的机制，有助于建立良好的师生关系，提升教学的整体质量。

（二）个性化指导的策略

在商业健身机构中，瑜伽教练的培训课程设计至关重要，特别是在教学法课程中，因材施教与个性化指导的策略是提升学员学习效果的关键。个性化指导的策略不仅需要综合考虑学员的个人需求，还要灵活调整教学方法，以适应不同学员的目标和条件。这种策略的核心在于通过精细化的教学设计，确保每位学员都能在学习过程中获得最佳的成长体验。

在个性化指导中，为学员制订个性化的练习计划是首要任务。这个计划必须根据学员的具体需求，涵盖其个人目标、兴趣爱好以及身体条件。比如，对于希望提升柔韧性的学员，瑜伽教练可以设计一系列侧重于拉伸的练习，而对于希望增强核心力量的学员，则可以增加平板支撑等练习内容。通过这样的定制化方案，学员能够在练习中感受到目标的明确性和计划的针对性，从而更有动力去实现自己的健身目标。

此外，定期进行“一对一”的反馈和指导也是个性化指导策略的重要组成部分。这不仅能帮助学员识别个人的挑战，也为他们提供了克服这些挑战的途径。通过面对面的交流，瑜伽教练可以更深入地了解学员的困惑和进展，并给予具体的建议和指导。这种个性化的关注不仅提升了学员的自信心，还能有效地提高其技能水平，使他们在练习中不断进步。

为了促进个人的持续成长，鼓励学员记录自己的练习进展和感受是非常有效的策略。通过记录，学员可以更清晰地看到自己的进步和不足。在后续课程中，瑜伽教练可以根据这些记录进行针对性的调整和指导。这种方法不仅帮助学员在身体上取得进步，也在心理上促进了自我反思和自我管理能力的提升。

三、沟通技巧在瑜伽教学中的重要性及课程设计

（一）沟通技巧的重要性

沟通技巧在瑜伽教学中扮演着至关重要的角色。首先，良好的沟通技巧能够增强瑜伽教练与学员之间的信任程度，促进学员的学习动机与参与感。在瑜伽教学中，信任是一切教学活动的基础，瑜伽教练通过清晰、真诚的沟通，可以让学员感受到被关注和被理解，从而激发他们的学习兴趣和积极性。学员在一个充满信任的环境中，能够更加开放地表达自己的需求和反馈，这对于个性化教学的实施至关重要。有效的沟通技巧还有助于瑜伽教练及时识别学员在练习中的问题，提供针对性的反馈与指导，从而提高教学效果。在瑜伽练习中，学员可能会遇到各种挑战和困难，瑜伽教练通过观察和聆听，能够迅速地识别这些问题，并通过精准的沟通提供解决方案。这种针对性的指导不仅能够帮助学员克服练习中的障碍，还能提升他们的自信心和成就感，进而促进整体学习效果的提升。

其次，瑜伽教练通过良好的沟通技巧能够更好地传达瑜伽的哲学与理念，帮助学员理解练习的深层意义，促进心理与情感的成长。瑜伽不仅是一种身体的锻炼，更是一种心灵的修行。瑜伽教练需要通过沟通将瑜伽的核心理念传递给学员，使他们在练习过程中不仅关注身体的变化，也能感受到心灵的成长。通过对瑜伽哲学的深入理解，学员能够在日常生活中更好地运用这些理念，达到身心的和谐统一。

最后，沟通技巧在课堂互动中起到关键作用，能够激发学员之间的交流与合作，增强团队学习的氛围和效果。在瑜伽教学中，互动和合作是提高学习效果的重要因素。瑜伽教练通过设计互动性强的课程内容，鼓励学员之间的沟通

与合作，可以营造出积极的学习氛围，促进团队凝聚力的形成。这样的学习环境不仅有助于知识的传递，也能够提升学员的社交能力和团队合作精神。

（二）沟通技巧课程设计

在商业健身机构的瑜伽教练培训中，沟通技巧课程设计起着至关重要的作用。沟通技巧不仅是瑜伽教练与学员之间信息传递的桥梁，更是营造课堂氛围与提升教学效果的重要因素。课程设计应着眼于如何培养瑜伽教练的沟通能力，使其能够在教学中自如地运用多种沟通策略。通过系统的课程设计，瑜伽教练可以掌握如何有效地传达瑜伽理念与技巧，确保学员在理解与实践过程中获得最佳的学习体验。

建立积极的反馈机制是沟通技巧课程设计的核心之一。通过鼓励学员在课堂中主动表达自己的想法与感受，瑜伽教练可以更好地了解学员的需求与困惑，从而调整教学策略。这种机制不仅促进了瑜伽教练与学员之间的互动与理解，还能增强学员的参与感与学习动力。积极的反馈机制要求瑜伽教练具备敏锐的观察力与倾听能力，以便及时捕捉学员的反馈信息，并给予适当的回应与指导。

运用开放式问题引导学员思考与讨论，是提升课堂参与感与理解深度的有效方法。在瑜伽教学中，开放式问题可以帮助学员更深入地理解瑜伽的哲学与实践。这种教学策略要求瑜伽教练具备设计与提出问题的能力，能够根据教学内容与学员的反应灵活调整问题的难度与方向。通过开放式问题的引导，学员不仅能够提升自我反思与批判性思维能力，还能在互动中加深对瑜伽的理解与认同。

非语言沟通技巧，如肢体语言和面部表情等，在瑜伽教学中同样不可或缺。瑜伽教练通过恰当的肢体语言与面部表情，传递支持与引导的信息，增强教学的表达效果。非语言沟通技巧的运用要求瑜伽教练对自己的身体语言有高度的自觉与控制能力，能够通过细微的动作与表情变化影响学员的情绪与注意力。这种技巧的掌握不仅能提升瑜伽教练的教学魅力，还能在课堂中营造出一种和谐与信任的氛围。

设计角色扮演活动是沟通技巧课程设计中的创新手段。通过模拟教学情境，学员可以在实践中锻炼自己的沟通技巧，提升在真实课堂环境中的应对能力与自信心。角色扮演活动要求学员在扮演不同角色的过程中，体验不同的沟通策略与效果，从而在反思与总结中提升自身的沟通能力。这种实践性强的教学方法，不仅能增强学员的学习积极性，还能为其提供一个安全的试错与成长的空间。

四、教学法与沟通技巧课程的互动式教学模式

（一）互动式教学的特点

互动式教学模式作为现代教育中的一种重要方法，其特点在于强调学员的主动参与。这种教学模式不仅是知识的传递，更是通过互动来激发学员的学习动机和提升课堂氛围。对于瑜伽教练的培训课程而言，互动式教学能够有效地促进学员对瑜伽教学法与沟通技巧的深入理解与实践。通过在课堂上积极参与，学员能够更好地掌握课程内容，并在实际教学中运用自如。这种主动参与的过程，不仅提升了学员的学习效果，也使他们在未来的职业生涯中更具竞争力。

互动式教学还通过小组讨论和合作学习，增强了学员之间的交流与协作。小组讨论为学员提供了一个分享和交换意见的平台，促进了不同观点的碰撞与融合。在瑜伽教练培训中，通过合作学习，学员们能够在彼此的支持下更深入地理解瑜伽教学法的精髓，并在互动中提高其沟通技巧。团队学习的效果在于通过集体智慧的汇聚，使每位学员不仅是知识的接收者，更是知识的创造者和传播者，从而进一步提升了整体的学习质量。

在互动式教学中，利用多种教学工具，如视频和图示，可以丰富课程内容，增强学员的视觉和感官体验。对于瑜伽教练培训来说，视觉和感官的体验尤为重要，因为瑜伽本身就是一种强调身体感知和姿势的运动。通过视频，学员可以直观地观察到瑜伽动作的细节和要领，而图示则帮助他们更好地理解动作的原理和效果。这种多感官的学习体验，不仅提高了学习兴趣，还提高了实践能力。

互动式教学的另一个重要特点在于瑜伽教练能够根据学员的反馈及时调整教学策略。瑜伽教练培训课程的目标是培养出能够满足不同学员需求的瑜伽教练，因此，课程内容必须与学员的实际需求高度契合。通过互动，瑜伽教练能够及时地获取学员的反馈，并根据这些反馈对课程进行调整。这种灵活性确保了教学的有效性，使学员在学习过程中始终保持高昂的学习热情和动力，从而达到最佳的学习效果。

（二）互动式教学的实施方法

互动式教学的实施方法是现代教育理论中的重要组成部分，尤其在商业健

身机构的瑜伽教练培训中，其价值越发凸显。通过互动式教学，学员不仅能够获得知识，更能在实践中内化所学内容。采用小组讨论的形式是互动式教学的核心策略之一。在小组讨论中，学员们可以分享个人的瑜伽实践经验和见解，这不仅促进了彼此的学习与思考，还能激发学员的创新意识。通过这种方式，学员能够在不同观点的碰撞中，深化对瑜伽教学法的理解，提升自身的教学水平。此外，小组讨论还培养了学员的团队合作精神，这对于未来在商业健身机构中开展团队教学具有重要意义。

角色扮演活动是另一种有效的互动式教学方法。通过模拟瑜伽教练与学员之间的互动，学员能够更好地掌握实际教学中的沟通能力与应变能力。这种模拟训练不仅让学员在安全的环境中尝试不同的教学策略，还能帮助他们识别和纠正自身在沟通中的不足。角色扮演活动通过真实情境的再现，使学员能够预见和处理可能的教学挑战，从而增强他们在实际教学中的信心和能力。这种教学法的应用，能够有效地提升学员的教学技能，使其在未来的职业生涯中更具竞争力。

运用多媒体工具是现代教育中不可或缺的组成部分。在瑜伽教练培训中，多媒体工具如视频示范和图示说明的运用，极大地增强了学员对瑜伽体式及教学法的理解。视频示范能够直观地展示瑜伽体式的正确做法，而图示说明则帮助学员更好地理解体式的细节和要领。这种视觉化的教学手段，不仅提高了学习的直观性，还能帮助学员更快速地掌握复杂的瑜伽技巧。通过多媒体工具的辅助，学员能够在短时间内获得更高效的学习体验，从而提升整体教学质量。

设计反馈环节是互动式教学中不可忽视的部分。鼓励学员在课程结束后分享学习感受和建议，瑜伽教练可以根据反馈调整后续教学策略。这种反馈机制不仅促进了学员的主动参与，还能帮助瑜伽教练及时了解学员的学习状态和需求。通过反馈，瑜伽教练能够更有针对性地设计后续课程内容，提升教学的有效性和针对性。反馈环节的设计体现了以学员为中心的教学理念，能够有效地提升学员的学习满意度和教学效果。这种教学方法的实施，确保了商业健身机构瑜伽教练培训的持续改进和发展。

第三章　商业健身机构瑜伽教练培训的教学方法

第一节　传统瑜伽教学方法的传承与创新

一、传统瑜伽教学方法的核心内容与特点

（一）核心内容概述

传统瑜伽教学方法的核心在于强调身心的结合，通过呼吸、体位法和冥想等方式，全面提升学员的整体素质。呼吸控制是瑜伽练习的重要组成部分，它不仅能帮助学员更好地进入体位，还能通过调节呼吸节奏来稳定情绪，提升专注力。体位法则通过一系列身体姿势的练习，增强身体的柔韧性和力量，同时改善身体的平衡性和协调性。冥想作为瑜伽的高级练习，旨在通过内观和静思，达到内心的宁静与平和。这些练习共同作用，帮助学员在生理和心理层面实现全面发展。

传统瑜伽教学方法采用师徒制传承，强调教师的个人经验和示范在教学中的重要性。在这种教学模式下，教师不仅是知识的传授者，更是学员的榜样和引导者。教师通过亲身示范和细致讲解，帮助学员更好地理解和掌握瑜伽的精髓。这种“一对一”的教学方式，确保了教学内容的精准传递，同时也激发了学员的学习动机和兴趣。此外，教师的个人经验在教学中起到至关重要的作用，他们通过自身的练习体会，能够更好地指导学员克服练习中的困难，达到更高的练习水平。

传统瑜伽教学方法注重个性化指导，根据学员的身体状况和心理需求调整教学内容。每位学员的身体条件和心理状态都各不相同，因此，教师需要具备敏锐的观察力和丰富的教学经验，才能为学员提供最合适的练习方案。个性化指导不仅体现在体位练习的选择和调整上，还包括对学员心理状态的关注和引导。通过个性化的教学，学员能够更有效地提高练习效果，并在练习中获得更多的成就感和满足感。

结合传统经典文献，传授瑜伽哲学和文化背景，是传统瑜伽教学方法的重

要组成部分。瑜伽不仅是一种身体练习，更是一种生活哲学。通过学习瑜伽经典文献，学员能够更深入地理解瑜伽的哲学内涵和文化背景，从而增强对瑜伽的认同感和实践动力。这些经典文献不仅提供了瑜伽练习的理论基础，还为学员提供了生活的指导和启示。通过对经典文献的学习，学员能够更好地将瑜伽的理念融入日常生活，进而实现身心的和谐与平衡。

（二）教学特点分析

传统瑜伽教学方法在商业健身机构中的应用，强调身心协调，注重呼吸与体位法的结合。这种方法帮助学员在身体练习中实现心理的放松与专注，形成瑜伽教学的核心价值。这一教学特点不仅是身体姿势的练习，更是通过呼吸的引导，使学员能够在每一个体位中找到内心的平静与专注。这种身心结合的教学方法，有助于学员在日常生活减轻压力，提升整体的生活质量。通过这种方式，学员不仅能够掌握瑜伽的基本技能，还能够在心理层面获得深刻的成长与改变。

采用小班授课形式是传统瑜伽教学的另一大特点，这种形式促进了教师与学员之间的互动，提高个性化指导的有效性。在小班授课环境中，教师能够更好地观察每位学员的动作细节，并给予及时的纠正与指导。这种个性化的关注，有助于学员更快地掌握正确的体位法，并降低受伤的风险概率。此外，小班授课还增强了学员之间的交流与支持，形成了良好的学习氛围，进一步激发了学员的学习热情与积极性。

通过实践与理论相结合的方式，传统瑜伽教学帮助学员深入理解瑜伽的哲学和文化背景，增强学习的深度。这不仅包括身体姿势的练习，还涉及瑜伽哲学、冥想和呼吸控制等内容。通过理论学习，学员能够更好地理解瑜伽的起源与发展，认识到瑜伽不仅是一种身体锻炼方式，更是一种生活方式和精神实践。这样的教学方法，培养了学员对瑜伽的全面理解，使他们在教学中能够更好地传承和传播瑜伽文化。

二、传统教学方法在现代商业健身机构中的适应性分析

（一）适应性挑战

在现代商业健身机构中，传统瑜伽教学方法面临显著的适应性挑战。传

统瑜伽教学方法通常依赖固定的时间和空间进行授课，这种模式在现代快节奏的健身环境中显然不够灵活。现代商业健身机构通常提供多样化的课程安排，以满足不同客户的需求，这就要求瑜伽课程能够在时间上更加灵活，以适应学员的时间。然而，传统瑜伽受固定时间和场地限制，使课程安排难以适应这种快速变化的需求。此外，传统瑜伽教学方法的固定结构也难以融入现代商业健身机构中多样化的课程体系，导致其在适应现代健身市场需求方面存在局限性。

传统的师徒制传承方式是瑜伽教学的核心，但在现代商业环境中，这种方式难以实现规模化。这种传承方式依赖长时间的个人指导和经验传授，虽然这种方式能够保证教学质量，但在商业健身机构中，效率和一致性同样重要。商业健身机构需要快速培养出大量合格的瑜伽教练，以满足市场需求。然而，师徒制的个性化和非标准化特点，使这种方式难以在短时间内培养出具有一致教学水平的瑜伽教练队伍，从而影响了整体的培训效率。

学员的个性化需求与传统教学方法的标准化流程之间的矛盾，也是传统瑜伽教学在现代商业环境中面临的挑战之一。现代学员更加注重个性化的学习体验，他们希望课程能够根据自身的身体状况和学习目标进行调整。然而，传统瑜伽教学方法通常采用标准化的教学流程，缺乏针对个体差异的灵活性。这种矛盾导致了教学效果的差异化，无法满足所有学员的需求，从而影响了学员的学习体验和满意度。

（二）适应性策略

在现代商业健身机构中，传统瑜伽教学方法的适应性策略是确保这一古老实践能够与当代健身需求相结合的重要途径。引入现代科技手段，如在线课程和虚拟教学平台，为学员提供了灵活的学习方式。这些科技手段不仅打破了时间和空间的限制，使学员可以根据自身的时间安排进行学习，还提升了课程的可达性，尤其是在地理位置受限的情况下。通过在线平台，学员可以随时获得高质量的教学资源，参与互动课程，并与瑜伽教练进行实时交流，这种方式有效地提升了学习体验和效率。

将传统瑜伽教学与现代健身理念相结合，是另一种适应性策略，旨在设计出综合性的课程。此类课程在保留传统瑜伽精髓的同时，融入现代健身目标，以满足学员的多样化需求。通过这种方式，课程不仅注重身心的平衡和内在的和谐，还强调体能的增强和体型的塑造。这种结合使瑜伽课程更具吸引力，尤其对那些希望在健身过程中获得更多内心平和的现代学员而言，提供了更为全面的健身体验。

建立标准化的瑜伽教练培训体系是确保教学质量和一致性的重要措施。制定统一的教学大纲和评估标准，不仅有助于保持高水平的教学质量，还使教学内容具有可复制性。标准化体系的建立有助于新瑜伽教练快速适应教学岗位，同时也为学员提供了稳定的学习预期。通过这种方式，商业健身机构可以更有效地推广瑜伽课程，增强学员的信任感和满意度。

鼓励瑜伽教练在教学中融入个人风格与创新元素，是促进教学方法多样化的关键。商业健身机构应提供平台和支持，以激励瑜伽教练进行专业发展。通过鼓励创新，瑜伽教练可以根据自身特长和学员的反馈，不断调整和优化教学方法。这不仅有助于提升瑜伽教练的职业满足感，也为学员提供了更加丰富和个性化的学习体验。通过这种方式，商业健身机构能够在竞争激烈的市场中脱颖而出，吸引更多的学员参与瑜伽课程中。

三、传统瑜伽教学方法的创新路径与实践案例

（一）创新路径探索

在现代社会中，瑜伽的教学方法需要不断创新，以适应学员日益多样化的需求和现代科技的发展。结合现代科技开发互动式在线瑜伽课程是创新路径的重要探索之一。这种课程允许学员在不同时间和地点进行学习，同时提供实时反馈和指导，从而打破了传统课堂的时间和空间限制。这种灵活的学习方式不仅提高了学员的学习效率，也使瑜伽课程更加普及和易于接受。通过使用高质量的视频、音频以及虚拟现实技术，学员能够获得更为直观和沉浸式的学习体验，从而更好地掌握瑜伽的技巧和理念。

设计以目标为导向的综合性课程是创新路径的另一个重要方面。将传统瑜伽的核心理念与现代健身目标相结合，可以更好地满足学员的多样化需求。现代学员不仅希望通过瑜伽获得身体的健康，还希望在心理和精神层面得到提升。因此，课程的设计需要综合考虑这些因素，以实现全方位的学员发展。通过设定明确的学习目标和阶段性评估，学员可以更好地跟踪自己的进步，并在不断的反馈中调整学习策略。

建立瑜伽教练培训的标准化体系是确保教学质量一致性和可复制性的重要

手段。制定详细的课程大纲和评估标准是实现这一目标的关键。标准化的培训体系不仅能够提高培训效率，还能确保每一位学员都能接受高质量的指导。这对于商业健身机构来说，具有重要的意义，因为它能够帮助商业健身机构在市场上建立良好的声誉和品牌形象。此外，标准化的体系也为瑜伽教练提供了明确的职业发展路径，增强了他们的职业认同感和责任感。

鼓励瑜伽教练在教学中融入创意元素是教学方法创新的核心。定期开展教学研讨和分享活动，可以促进瑜伽教练之间的经验交流和教学方法的创新。这不仅有助于提高瑜伽教练的教学水平，还有助于营造一个积极向上的学习环境。通过这种方式，瑜伽教练可以不断更新自己的教学方法，适应不断变化的学员需求。此外，创意教学还能激发学员的兴趣和热情，使他们在学习过程中保持积极性和动力，从而提高学习效果。

（二）实践案例分析

在现代科技的推动下，传统瑜伽教学方法得到了创新性的发展。某商业健身机构通过引入虚拟现实技术，开发了一套互动式在线瑜伽课程。这套课程允许学员在家中使用 VR 设备进行沉浸式学习，突破了时间和空间的限制。通过虚拟现实技术，学员能够在一个高度模拟的环境中练习瑜伽，课程中提供的实时反馈机制帮助学员及时纠正姿势，避免错误动作的积累。这种技术不仅提高了学员的参与度和学习效率，还为瑜伽教学开辟了新的可能性，使传统瑜伽教学在现代科技的加持下焕发出新的生命力。

另一家健身中心则通过设计一种结合传统瑜伽与现代力量训练的综合性课程，探索瑜伽教学的新路径。这种课程通过设置分阶段的目标，帮助学员在提升身体素质的同时，更深入地理解瑜伽的哲学内涵。课程的设计注重在传统与现代之间找到平衡，既保留了瑜伽的精神和文化底蕴，又融入了现代健身的科学方法。这样的课程不仅丰富了学员的学习体验，还激发了他们对瑜伽更深层次的兴趣，促进了学员身心的全面发展。

在瑜伽教练培训方面，某培训商业健身机构建立了标准化的瑜伽教练培训体系，制定了详细的课程大纲，并通过定期的考核与反馈机制，确保瑜伽教练在教学中保持高水平的一致性与专业性。标准化的培训体系不仅为瑜伽教练提供了清晰的学习路径，还通过严格的考核机制保证了教学质量的稳定性。这种体系的建立，使培训商业健身机构能够培养出一批批高素质的瑜伽教练，为商业健身机构的可持续发展奠定了坚实的人才基础。

四、传统教学方法传承与创新的评估与反馈机制

（一）评估机制设计

评估机制设计是商业健身机构瑜伽教练培训中不可或缺的一部分。为了全面评估教学效果，建立多维度评估指标体系是关键。这一体系应涵盖学员的身体素质、心理状态以及课程满意度等方面。学员的身体素质评估可以通过体能测试、柔韧性测量等方式进行，以确保教学内容能够有效地促进学员的身体健康和能力提升。心理状态的评估则可以通过心理问卷和访谈等方式进行，帮助瑜伽教练了解学员在瑜伽练习过程中的心理变化，从而调整教学策略，提高学员的心理舒适度和参与积极性。课程满意度的评估则可以通过定期的问卷调查来进行，收集学员对课程内容、教学方式、瑜伽教练态度等方面的反馈，以便及时进行课程优化。

实施定期的瑜伽教练自我评估与同伴评估机制是提升教学质量的重要手段。自我评估让瑜伽教练反思自己的教学方法和效果，发现自身的不足和改进空间。同伴评估则提供了一个相互学习与反馈的平台，瑜伽教练们可以通过观察彼此的教学风格和技巧，吸取别人的长处并进行自我提升。这种机制不仅有助于瑜伽教练个体的成长，也能促进整个培训团队的进步，形成良好的教学氛围和团队合作精神。

引入学员反馈是确保教学质量的重要步骤。通过问卷调查和“一对一”访谈，收集学员的意见和建议，可以帮助瑜伽教练及时调整教学策略，满足学员的个性化需求。问卷调查可以覆盖大多数学员，提供广泛的反馈数据，而“一对一”访谈则能深入了解学员的具体需求和问题，提供更具针对性的改进建议。这种反馈机制不仅提升了学员的参与感和满意度，也为瑜伽教练提供了宝贵的教学改进信息。

设立教学观察与评估小组，为课程的专业评估提供保障。小组的成员应包括具有丰富教学经验的资深瑜伽教练和教学专家，他们可以通过定期的现场观察，对课程的各个环节进行细致的评估。评估小组应提供详细的评估报告和改进建议，帮助瑜伽教练发现教学中的不足，并提出切实可行的改进方案。这样的评估机制不仅能确保课程的高质量，还能推动教学方法的不断创新和优化，为学员提供更优质的学习体验。

（二）反馈机制实施

在商业健身机构中，实施有效的反馈机制是确保瑜伽教练培训体系持续优化的重要环节。建立学员定期反馈机制是其中的关键一步。通过鼓励学员在课程结束后提供关于教学内容、授课方式和瑜伽教练表现的意见，商业健身机构能够及时地获取第一手信息。这些反馈不仅有助于识别课程设计中的不足，还能帮助瑜伽教练了解学员的实际需求，进而做出相应的调整和优化。通过这种方式，课程设计能够更贴合学员的学习节奏和期望，提升学员的整体学习体验。

为了进一步提升教学质量，设立瑜伽教练之间的互评环节是必不可少的。通过定期的教学观察和反馈，瑜伽教练们能够在一个开放的环境中分享彼此的教学经验和技巧。这种专业交流不仅促进了瑜伽教练之间的成长，也为教学方法的创新提供了新的视角。此外，教练互评环节还能帮助瑜伽教练识别自身教学中的盲点和不足，进而在实际教学中加以改进。通过持续的专业互动，整体教学质量将得到显著提升。

在现代教学管理中，数据分析工具的应用为反馈机制的实施提供了强有力的支持。通过对学员的学习进度和反馈进行量化分析，商业健身机构能够更准确地识别教学中的优势与不足。这种基于数据的分析能够为后续课程的改进提供科学依据，使课程设计更加合理和有效。此外，通过数据分析，商业健身机构还可以预测学员的学习趋势，从而提前调整教学策略，确保学员在学习过程中能够获得最佳的支持和指导。

第二节　现代教学技术在商业健身机构瑜伽培训中的应用

一、现代教学技术在瑜伽培训中的应用场景与优势

（一）应用场景分析

在商业健身机构的瑜伽教练培训中，现代教学技术的应用场景多种多样，极大地丰富了教学方法。在线教学平台的灵活性为学员提供了前所未有的便利，使他们能够根据个人时间安排参与课程。这种灵活性打破了传统教学的时间限

制，学员不再受限于固定的课程表，可以在适合自己的时间进行学习。这种安排不仅提高了学员的学习效率，还增强了他们对课程的参与度和关注度。

虚拟现实技术的引入为学员提供了沉浸式的学习体验。通过虚拟现实设备，学员可以在家中享受如同在教室中的瑜伽练习体验。这种技术不仅能帮助学员更好地理解和掌握瑜伽动作，还能在不离开家的情况下进行高效的练习。这种创新的学习方式不仅提高了教学质量，还激发了学员的学习兴趣和积极性。

移动应用程序的开发进一步拓展了教学资源的获取渠道。学员可以通过手机或平板电脑随时随地访问教学资源，这种便捷性极大地提升了学习的便利性和自主性。学员不再受限于特定的学习环境，可以在任何时间和地点进行学习和复习。这种模式不仅适应了现代人的生活节奏，还提高了学员的自主学习能力。

社交媒体和在线社区的利用为学员之间的互动与支持提供了平台。在这些平台上，学员可以分享学习经验、交流心得、互相鼓励，这种互动不仅增强了学员的学习积极性和参与感，还在一定程度上形成了一个支持性的学习社区。这种社区氛围有助于学员在学习过程中保持动力，并获得来自同伴的支持和鼓励。

（二）技术优势探讨

技术优势探讨在商业健身机构的瑜伽教练培训中展现出显著的影响力。在线教学平台通过实时互动功能，显著地增强了学员与瑜伽教练之间的沟通。这种互动不仅提高了学员的学习效果，还提升了他们的满意度。实时互动功能使学员能够在课程中随时提出问题，并得到瑜伽教练的及时反馈，避免了传统教学中信息传递的滞后性。这种即时的沟通渠道有助于学员更好地理解和掌握瑜伽课程内容，进而提升整体学习体验。

虚拟现实技术在瑜伽培训中提供了一种沉浸式体验，使学员能够在更真实的环境中进行练习。这种技术的应用不仅增加了练习的趣味性，还提升了学员的参与感。通过虚拟现实，学员可以在模拟的自然环境中练习瑜伽，感受身临其境的氛围。这种沉浸式体验能够激发学员的兴趣，促使他们更加积极地参与到练习中，从而提高学习效果。

移动应用程序的个性化学习路径设计是现代技术在瑜伽培训中的另一大优势。通过这些应用程序，课程内容能够根据学员的学习进度和反馈进行动态调整。这种个性化的学习路径设计提高了学习的针对性和有效性。学员可以根据自己的学习节奏进行练习，而不是被固定的课程安排所限制。这种灵活性不仅提高了学员的学习效率，还增强了他们对课程的满意度和投入度。

社交媒体和在线社区的互动性为学员之间的经验分享和相互支持提供了重要平台。通过这些平台，学员能够分享自己的练习经验、心得体会，并从其他学员的经验中获得启发。这种互动性增强了学员的社区感和归属感，使他们在学习过程中不再感到孤单。通过与其他学员的互动，学员能够建立起支持网络，增强学习的动力和坚持力。这些技术优势的综合应用，为瑜伽教练培训提供了全新的维度和可能性。

二、数字化教学工具在瑜伽理论课程中的应用

（一）教学工具种类

教学工具种类的多样化为商业健身机构的瑜伽教练培训带来了新的活力。在现代教育技术的推动下，数字化教学工具的应用不仅丰富了教学手段，也提升了教学效果。

首先，在线学习管理系统的使用已经成为不可或缺的一部分。它提供了课程安排、学习进度跟踪和资源共享功能，极大地增强了学员的学习体验。这些系统通过整合课程表、作业提交、成绩反馈等功能，使学员能够全面地掌握学习动态，从而更有针对性地进行学习和复习。

其次，互动式视频教学工具的引入，使瑜伽教练与学员之间的互动更加便捷和高效。这些工具允许实时互动，提升了教学的参与度，并且通过即时反馈帮助学员及时纠正错误，促进了学习效果的提升。

电子书和在线资料库的整合同样是数字化教学工具的重要组成部分。通过将大量的瑜伽理论知识数字化，学员可以随时随地访问这些资源，支持自主学习与复习。这种随需应变的学习方式，不仅提高了学员的学习效率，也激发了他们的学习兴趣。电子书的使用使知识的获取不再受限于时间和空间，而在线资料库则提供了一个丰富的知识平台，学员可以根据自身的学习进度和兴趣，自由选择学习内容。此外，移动学习应用的开发也为瑜伽教练培训提供了新的可能性。这些应用程序通过提供个性化的学习计划和练习指导，满足了学员的个性化需求与学习习惯。学员可以根据自己的时间安排和学习节奏，灵活地进行学习，真正实现了因材施教的目标。

在商业健身机构的瑜伽教练培训中，数字化教学工具的应用不仅提高了教学质量，也为学员提供了更为灵活和便捷的学习体验。通过在线学习管理系统、互动式视频教学工具、电子书和在线资料库的整合以及移动学习应用的开发，学员能够在多样化的学习环境中，获得更加全面和深入的瑜伽理论知识。这些工具的应用，不仅提升了教学的科技含量，也为学员的学习带来了实质性的帮助，使商业健身机构的瑜伽教练培训更具吸引力和竞争力。

（二）工具使用方法

在线学习管理系统在现代瑜伽教练培训中的使用方法已成为提高教学效率的重要手段。瑜伽教练可以通过该系统创建详细的课程模块，确保教学内容的结构化和系统化。每个模块可以明确设置学习目标，使学员在学习过程中明确方向和重点。此外，在线学习管理系统还提供了跟踪学员学习进度的功能，瑜伽教练可以实时了解学员的学习状态，及时调整教学策略。这种管理方式不仅提高了教学内容的组织性，还增强了学员的学习积极性和参与感，使瑜伽理论课程的教学质量得到显著提高。

互动式视频教学工具的应用技巧在瑜伽理论课程中也显示出其独特的优势。通过设置实时问答环节，瑜伽教练能够在教学过程中即时解答学员的疑问，营造一个互动性强的学习环境。反馈机制的引入则进一步增强了学员的参与感和学习效果。学员在参与互动的过程中，不仅加深了对所学内容的理解，还提高了学习的主动性和积极性。这种互动式的教学方法打破了传统教学的单向性，使学员在学习过程中能够更多地参与讨论和思考，进而提高学习效果。

电子书和在线资料库的整合方式为学员提供了丰富的学习资源，指导学员如何高效检索和利用这些资源是提升自主学习能力的关键。通过电子书和在线资料库，学员可以在课后进行深入学习和知识巩固；瑜伽教练可以指导学员如何快速地找到所需的学习资料，并利用这些资源进行更深入的学习和思考。这种资源整合方式不仅支持学员的自主学习，还帮助他们在学习过程中形成系统的知识体系，提升了整体学习效果。

移动学习应用的个性化设置为学员提供了灵活的学习方式。学员可以根据自身的学习需求和生活节奏调整学习计划和练习指导，从而提高学习的灵活性与针对性。个性化设置使学员在学习过程中可以根据自身的实际情况进行调整，避免学习过程中的不必要压力。这种灵活的学习方式不仅提升了学员的学习体验，还帮助他们在学习过程中更好地掌握瑜伽理论知识，达到事半功倍的效果。

三、虚拟现实（VR）与增强现实（AR）在瑜伽实践教学中的应用

（一）VR 技术应用

VR 技术在瑜伽教学中的应用为学员提供了一种全新的沉浸式学习体验。这种技术通过创建逼真的虚拟环境，使学员能够在视觉和听觉上完全融入瑜伽练习中，极大地提升了学习的趣味性与参与感。传统的瑜伽教学方式往往依赖面对面的指导，而 VR 技术则打破了这一限制，使学员能够在虚拟环境中进行自我探索和练习。这种沉浸式体验不仅增强了学员的学习动力，还促进了他们对瑜伽动作和呼吸技巧的深刻理解。

通过 VR 技术，学员可以在家中进行个性化的瑜伽训练，随时随地访问课程内容，打破了时间和空间的限制。无论是在繁忙的工作日还是在闲暇的节假日，学员都可以根据自己的时间安排进行瑜伽练习。这种灵活的学习方式不仅提高了学员的学习效率，还增加了课程的可及性和便利性。对于生活在偏远地区或无法方便前往商业健身机构的学员来说，VR 技术提供了一个理想的解决方案，使他们能够享受高质量的瑜伽教学。

VR 技术的另一个显著优势在于其支持实时反馈功能。通过虚拟平台，瑜伽教练可以对学员的姿势进行即时纠正，这对于瑜伽练习中的准确性和安全性至关重要。在传统的课堂环境中，瑜伽教练无法同时关注到每一位学员的动作，而 VR 技术则通过数据实时传输和分析，使瑜伽教练能够迅速识别并纠正学员的错误动作。这种即时反馈机制不仅提升了教学效果，还提升了学员的自信心和学习效果。

结合 VR 技术的瑜伽课程设计可以模拟不同的练习环境，如海滩、山林等，这种多样化的场景设置增强了学员的心理放松与专注力。在虚拟环境中，学员可以体验到身临其境的感觉，这有助于他们在瑜伽练习中达到更高的专注状态。通过模拟自然环境，学员可以更好地进行冥想和呼吸练习，从而提高整体的瑜伽练习效果。这种创新的教学方式不仅提高了学员的练习质量，还丰富了他们的学习体验。

（二）AR 技术应用

增强现实（AR）技术在商业健身机构的瑜伽培训中展现了其独特的优势。

AR 技术能够在实际教学环境中叠加虚拟信息，为学员提供更直观的教学体验。通过在现实环境中叠加虚拟的瑜伽体位信息，学员可以更清晰地理解每个体位的细节和要点。这种信息的叠加不仅有助于学员在视觉上掌握复杂的姿势，还能够通过增强的感知来加深对瑜伽动作的理解。AR 技术的应用使教学过程更加生动，帮助学员将抽象的瑜伽理论具体化，从而提高学习的有效性。

在瑜伽实践教学中，AR 技术的实时反馈功能尤为突出。瑜伽教练可以通过 AR 设备实时展示正确的姿势，并提供个性化的调整建议。这种即时反馈机制不仅提高了学员的学习效率，使他们能够快速地纠正错误姿势，还提高了动作的准确性。学员在练习过程中，可以通过 AR 技术观察到自己的动作与标准动作的对比，从而进行自我调整和改进。这种互动性极大地增强了学员的学习动力，使他们能够更积极地参与到瑜伽练习中。

AR 技术的互动性不仅体现在实时反馈上，还使学员能够在练习过程中进行自我评估和调整。这种自我评估机制使学员在练习中保持高度的专注和参与感，进而提高了学习的主动性。通过 AR 技术提供的互动平台，学员可以在练习中不断挑战自我，探索不同的练习方式和难度。这种主动参与的学习模式有助于学员在瑜伽学习中获得更深刻的体会和成长。

此外，AR 技术能够创建个性化的练习计划，满足学员的个性化需求。通过分析学员的练习数据，AR 技术可以为每位学员量身定制不同的练习方案，使他们在不同的练习环境中进行针对性的训练。这样的个性化训练不仅提高了学员的练习效果，也满足了他们的不同需求和目标。通过 AR 技术的支持，学员能够在一个动态而灵活的学习环境中不断进步，最终实现个人的瑜伽目标。

四、在线教学平台与移动端工具在瑜伽培训中的整合

（一）平台功能分析

在线教学平台在商业健身机构的瑜伽教练培训中扮演着至关重要的角色。

首先，平台的课程管理功能是其核心之一。有效的课程管理功能允许瑜伽教练创建、更新和管理不同的瑜伽课程模块。这些模块不仅包括详细的课程内容，还涵盖明确的学习目标和时间安排。这种结构化的管理方式确保了课程的系统性和连贯性，使学员能够循序渐进地掌握瑜伽教学的各个方面。

其次，灵活的课程管理功能还支持瑜伽教练根据学员反馈和学习进度进行课程调整，确保教学内容的及时更新和优化。

实时互动功能是在线教学平台的另一个重要特性。通过这一功能，学员可以在学习过程中与瑜伽教练进行即时沟通。这种互动不仅可以增强学习效果，还能帮助学员及时解决疑问，避免因知识点不清而导致的学习障碍。实时互动功能的实现通常依赖多种技术手段，如视频会议、实时聊天和共享屏幕等。这些技术的应用，使线上教学不再是单向的信息传递，而成为一种双向的互动体验，极大地提高了学员的参与度和学习效果。

在移动端工具的应用方面，个性化学习路径是一个关键的功能。移动端工具应支持学员根据自身的进度和反馈调整课程内容和练习指导。这种个性化的学习方式可以提高学习的针对性，帮助学员在最短的时间内达到最佳的学习效果。通过对学员学习数据的分析，移动端工具能够为每个学员量身定制学习计划，提供个性化的练习建议和反馈。这种方法不仅提高了学员的学习效率，还增强了学员的自主学习能力。

平台的社交互动功能也不容忽视。一个成功的在线教学平台应包含社交互动功能，以促进学员之间的交流与支持。通过建立学习社区，学员可以分享学习经验，互相鼓励，增强学习的参与感和归属感。社交互动功能的实现可以通过论坛、群组讨论和学习分享等多种形式进行。这种社区化的学习环境，不仅有助于学员的知识构建，还能激发他们的学习动力，为他们的职业发展提供持续的支持。

（二）移动端工具特点

移动端工具在瑜伽培训中展现出独特的特点，它提供的随时随地学习便利性是其核心优势之一。移动端工具的便携性使学员能够在任何时间和地点访问瑜伽课程，不再受限于固定的时间和地点。这种灵活性极大地提升了学员的学习体验，使他们能够根据自己的日程安排进行学习，从而更好地平衡工作、生活与学习之间的关系。这种便利性不仅提高了学员的学习效率，还增强了学员对课程的持续参与度和兴趣。

移动端工具还支持个性化学习计划的制订，这是其另一显著特点。通过分析学员的学习进度和需求，移动端工具能够动态调整课程内容，确保每位学员都能按照自己的节奏进行学习。这种个性化的学习体验不仅提高了学习效果，还能够满足不同学员的学习习惯和偏好，增强了他们的学习动机和自信心。此外，个性化学习计划的实施也有助于学员在学习过程中设定和实现具体的学习目标，从而提升整体的学习效果。

通过移动端工具，瑜伽教练可以实时推送课程更新和练习指导，确保学员获取最新的教学信息和反馈。这种实时互动不仅提高了教学的及时性和有效性，还能够帮助学员及时纠正错误，提高学习质量。瑜伽教练能够通过这些工具快速解答学员的疑问和满足他们的需求，提供针对性的指导和建议，从而增强教学的个性化和针对性。这种实时沟通的方式也使教学变得更加灵活和高效，促进了学员的持续进步和发展。

移动端工具的社交功能为学员提供了一个互动和交流的平台，增强了学习的社区感。通过这些工具，可以与其他学员分享经验、交流心得，形成一个互助互励的学习社区。这种社区感不仅促进了学员之间的经验分享与相互支持，还能够激发学员的学习动力和创造力。社交功能的引入使学习不再是孤立的个体活动，而是一个充满互动和合作的过程，提升了整体的学习体验和效果。

第三节　个性化教学与因材施教的商业健身机构瑜伽教练培训实施策略

一、个性化教学的理论基础与实施原则

（一）个性化教学的理论基础

个性化教学的理论基础是基于教育心理学和学习理论的发展，强调以学员为中心，通过个性化的学习计划来提升学习效果和参与感。该理论认为，每位学员都有其独特的背景、需求和能力，因此，教学策略应当灵活调整，以满足个体差异。个性化教学不仅关注学员的学术成就，还重视他们的情感和社会发展。这种教学方法能够有效地激发学员的学习动机，提高他们对学习内容的兴趣和投入，从而达到更好的学习效果。

个性化教学强调根据学员的独特背景、需求和能力制订个性化的学习计划，以提升学习效果和参与感。在商业健身机构的瑜伽教练培训中，这一方法尤为重要。学员可能来自不同的文化背景，拥有不同的身体素质和学习目标。通过个性化的学习计划，瑜伽教练可以更好地帮助学员实现个人目标。例如，针对

身体柔韧性较差的学员，瑜伽教练可以设计专门的训练方案，帮助其逐步提升柔韧性和肌肉力量。这种因材施教的方法不仅提高了学员的学习效率，还增强了他们的自信心和成就感。

个性化教学注重建立师生之间的信任关系，通过了解学员的心理状态和动机，提供针对性的支持与指导。在瑜伽教练培训中，建立良好的师生关系至关重要。瑜伽教练需要通过沟通和观察，深入了解学员的心理需求和学习动机。这种信任关系的建立，使学员在学习过程中更愿意表达自己的想法和困难，从而使瑜伽教练能够提供更为精准的指导。信任关系不仅能够提升学员的学习效果，还能增强他们对商业健身机构的忠诚度，为商业健身机构带来长期的客户资源。

个性化教学采用多样化的教学方法和工具，以适应不同学员的学习风格和节奏，确保每位学员都能有效地吸收知识。在商业健身机构的瑜伽教练培训中，瑜伽教练可以运用视频示范、互动练习、个别辅导等多种教学方法，以满足不同学员的需求。例如，对于视觉型学习者，视频示范可以帮助他们更好地理解动作要领；而对于动觉型学习者，互动练习则能够让他们通过实践更快地掌握技能。这种多样化的教学策略，不仅提高了教学的灵活性和适应性，还增强了学员的学习体验和满意度。

个性化教学鼓励学员的自主学习和自我反思，通过定期的反馈与评估，帮助学员识别自身的优点和不足，从而持续改进。自我反思是个性化教学的重要组成部分，它促使学员在学习过程中主动思考自己的进步和不足。瑜伽教练通过定期的反馈和评估，可以帮助学员更好地认识自身的能力和发展空间。这种反馈机制不仅能够激励学员不断进步，还能培养他们的自我管理能力，使其在未来的职业生涯中更加自信。在商业健身机构中，这种以学员为中心的教学策略，有助于提升整体教学质量和学员的满意度。

（二）个性化教学的实施原则

个性化教学的实施原则在商业健身机构的瑜伽教练培训中具有重要意义。尊重学员的个体差异是个性化教学的核心原则之一。每位学员在身体条件、心理需求以及学习背景上都有所不同。因此，制订符合学员个体特点的学习计划尤为重要。通过这样的个性化学习计划，学员能够在适合自己的节奏中进行学习。这不仅有助于学员身体素质和技能的提升，也能增强他们的自信心和成就感。个性化教学的目标在于确保每位学员都能在一个舒适且具有支持性的环境中获得最大限度的进步。

建立良好的师生关系是个性化教学成功实施的基石。通过增强学员的信任感，瑜伽教练能够更深入地了解学员的动机与需求。这种关系的建立不仅限于课堂，还包括课外的沟通与交流。通过与学员建立良好的关系，瑜伽教练可以提供更具针对性的指导和支持，帮助学员克服学习中的困难和挑战。良好的师生关系还能激发学员的学习动机，使他们更加投入瑜伽的学习与实践。

在个性化教学中，采用多样化的教学方法和工具是提高学员学习兴趣和参与度的关键。每位学员的学习风格和偏好各不相同，因此，教学内容需要以多种形式呈现。这包括但不限于视觉、听觉和动觉的教学方法。通过使用多样化的教学工具，如视频、图示和互动练习，瑜伽教练能够满足不同学员的学习需求。这种多样化的教学策略不仅能提高学员的学习兴趣，还能促进他们对知识的深刻理解和应用。

二、学员需求分析与个性化教学方案的制订

（一）学员需求分析方法

学员需求分析是个性化教学方案制订的基础，能够帮助瑜伽教练了解学员的学习动机和需求。通过问卷调查，瑜伽教练可以系统地收集学员的兴趣、目标和期望。这一过程不仅有助于把握学员的学习动机，还能揭示他们在瑜伽训练中的个性化需求。问卷设计应包括开放性和封闭性两类问题，以便全面了解学员的背景和期望。通过分析问卷结果，瑜伽教练可以识别学员的共同需求和个体差异，从而为每位学员量身定制适合的教学方案。

进行“一对一”访谈是深入了解学员需求的重要方法之一。在访谈中，瑜伽教练可以更详细地探讨学员的身体状况、心理需求和学习风格。了解学员的身体状况有助于瑜伽教练在制订训练计划时考虑到学员的体能和健康限制，而心理需求的探讨则能帮助瑜伽教练在教学中融入激励和支持元素。通过了解学员的学习风格，瑜伽教练可以选择更适合的教学方法，如视觉、听觉或动觉教学策略，以提高学习效果。

观察法是分析学员课堂表现和互动的重要工具。在课堂上，瑜伽教练可以通过观察学员的参与度和反馈，评估他们对课程内容的理解和兴趣。观察法不仅是对学员行为的记录，还包括对学员情感和态度的分析。通过观察，瑜伽教

练能够及时调整教学策略，增强学员的参与感和满意度。这种实时的反馈机制有助于提高教学效果，并确保每位学员都能在适合自己的节奏中学习和进步。

结合学员的自我评估是需求分析的另一个重要组成部分。鼓励学员定期反思自己的进步和挑战，可以帮助他们更清晰地认识自身的学习状况和目标。在此过程中，瑜伽教练可以通过与学员的讨论，进一步了解他们的需求和期望。自我评估不仅促进了学员的自我认知，还为瑜伽教练提供了调整教学策略的重要依据。这种双向的反馈机制能够促进瑜伽教练与学员之间的理解和信任，从而提升教学的有效性。

（二）个性化教学方案设计

个性化教学方案设计在商业健身机构的瑜伽教练培训中具有重要意义。通过精心设计的个性化教学方案，可以确保每位学员在其独特的身体状况和能力水平上得到最适合的指导和发展。制定分层次的教学目标是个性化教学方案的核心，这一过程需要瑜伽教练对学员的身体素质、健康状况及瑜伽基础进行详细的评估。通过分层次的目标设定，瑜伽教练能够为学员提供适合其当前水平的练习内容，帮助他们在安全的环境中逐步提升自己的能力和技能。这种因材施教的策略不仅能提高学员的参与度，还能有效地促进他们的成长和进步。

结合学员的兴趣和目标，设计多样化的课程内容是实现个性化教学的重要环节。不同学员对瑜伽的期望和目标可能各不相同，有的希望通过瑜伽促进身体健康，有的则希望通过瑜伽达到心灵的宁静。因此，课程内容的设计需要涵盖多种瑜伽风格和练习方法，以满足学员的多样化需求。通过引入不同的瑜伽流派，如哈他瑜伽、阿斯汤加瑜伽、阴瑜伽等，瑜伽教练可以为学员提供丰富的选择，使他们能够根据自己的兴趣和目标选择最适合的课程路径。这种多样化的课程设计不仅能激发学员的学习兴趣，还能增强他们对瑜伽的理解和热爱。

为了确保个性化教学方案的有效性，定期的反馈和评估是必不可少的。通过与学员的互动和沟通，瑜伽教练可以及时了解学员在学习过程中遇到的困难和挑战，并根据这些反馈信息调整教学方案。评估不仅限于学员的身体表现，还应包括对课程内容和教学方法的满意度调查。通过这些评估，瑜伽教练能够不断优化教学策略，确保课程内容和教学方法能够持续适应学员的变化和进步。这种动态调整的机制不仅提高了教学的灵活性，还能有效促进学员的持续进步。

建立个性化的学习档案是个性化教学方案的重要组成部分。学习档案记录了学员的学习进度、反馈和成绩，为瑜伽教练提供了宝贵的信息资源。通过分析学习档案中的数据，瑜伽教练可以识别学员的优势和需要改进的领域，从而进行更有针对性的指导和支持。个性化学习档案不仅是学员学习历程的记录，更是瑜伽教练制订个性化教学方案的重要依据。通过这种系统化的管理，瑜伽教练能够为学员提供更为精准和个性化的指导，帮助他们在瑜伽学习的道路上不断前行。

三、因材施教在瑜伽实践课程中的具体实施方法

（一）因材施教的课程设计

因材施教的课程设计在商业健身机构的瑜伽教练培训中具有重要作用。根据学员的身体能力和柔韧性，制定适合不同水平的瑜伽体位练习，确保每位学员都能在安全和舒适的环境中进行练习。初学者可能需要更多的基础体位练习，以建立稳定的基础，而高级学员则可以挑战更复杂的瑜伽体位，以提升身体的灵活性和力量。这样的课程设计不仅能有效地提升学员的身体素质，还能避免因过度练习而导致的身体损伤，体现了因材施教的核心理念。

结合学员的心理状态与情绪需求，制定相应的冥想和放松课程，是实现因材施教的重要环节。瑜伽不仅是一种身体练习，更是一种心灵的修炼。通过观察和了解学员的心理状态，瑜伽教练可以设计出有针对性的冥想课程，帮助学员在心理层面获得平衡与放松。例如，压力较大的学员可能需要更多的放松和呼吸练习，而情绪低落的学员则可能需要通过积极地冥想来提升情绪。这样的课程设计不仅能提高学员的心理健康水平，还能增强他们的整体瑜伽体验。

针对学员的学习风格，采用多样化的教学方法，是提高学员学习兴趣和参与度的关键。在瑜伽教学中，不同学员可能有不同的学习偏好。例如，有些学员更倾向于通过视觉学习，而有些学员则更喜欢通过听觉或动手实践来学习。通过视觉、听觉和动手实践的教学方法，瑜伽教练可以满足不同学员的学习需求。例如，使用视频演示、口头指导以及实际操作练习相结合的方式，可以让学员更全面地理解和掌握瑜伽体位和技巧。这种多样化的教学方法不仅能提高教学效果，还能激发学员的学习热情。

设定个性化的学习目标与进度，并定期与学员进行沟通与反馈，是确保因材施教有效实施的重要手段。每位学员在瑜伽学习中的目标和进度均不同，因

此，瑜伽教练需要根据学员的个人情况设定合理的学习目标，并制订相应的进度计划。通过定期的沟通与反馈，瑜伽教练可以了解学员在学习过程中的困难和需求，从而及时调整课程内容，以适应学员的变化与需求。这种个性化的学习目标设定和反馈机制，不仅能帮助学员更好地实现学习目标，还能提高他们的学习满意度和成就感。

（二）因材施教的教学技巧

因材施教是商业健身机构瑜伽教练培训中至关重要的一环，尤其在实践课程中，教学技巧的灵活运用显得尤为关键。根据学员的身体状况，提供适当的辅助工具和设备，如瑜伽砖、瑜伽带等，能够有效地帮助学员在练习中保持正确的姿势和安全性。这些工具不仅能为初学者提供支持，减轻他们在姿势练习中的压力，还能为高级学员提供挑战，帮助他们在更高难度的动作中保持平衡与稳定。通过这种方式，瑜伽教练能够在不增加学员受伤风险的情况下，提升课程的多样性和趣味性。

通过观察学员的练习表现，瑜伽教练可以及时调整教学策略，有针对性地提供纠正建议，以确保每位学员都能在适合自己的水平上获得进步。这种观察不仅限于学员在课堂上的表现，还包括对学员课后的反馈和进步记录的分析。瑜伽教练需要具备敏锐的观察力和丰富的教学经验，能够迅速地识别出学员的优势与不足，并在此基础上制订个性化的教学计划。这种动态调整的教学策略，不仅能激发学员的学习兴趣，还能有效地提升他们的瑜伽技能。

设计多样化的课程内容，结合不同的瑜伽风格与练习方法，以满足各类学员的兴趣和需求，是因材施教的另一重要技巧。商业健身机构的学员背景各异，兴趣和需求也各不相同，因此课程设计需要兼顾广泛性和针对性。通过引入多种瑜伽流派，如哈他瑜伽、流瑜伽、艾扬格瑜伽等，为学员提供丰富的选择空间，帮助他们发现最适合自己的练习方式。这种多样化的课程设计，不仅能保持学员的学习积极性，还能提升他们的参与感和满意度。

四、个性化教学与因材施教的资源支持与保障机制

（一）教学资源配置

教学资源的合理配置是商业健身机构在实施个性化教学与因材施教过程中

不可或缺的一环。在瑜伽教练培训中，配置多样化的教学设备显得尤为重要。如瑜伽垫、瑜伽砖、瑜伽带等设备，不仅是学员进行练习的基础工具，更是确保他们在练习中获得必要支持和安全保障的关键。配置多样化的教学设备，能够为学员的不同需求提供个性化的支持。例如，初学者可能需要更多的辅助工具来帮助完成动作，而有经验的学员则可能更关注设备的质量和舒适度。这种多样化的教学设备配置，能够有效地提升学员的学习体验，促进其在安全的环境中进行深度学习，从而达到因材施教的目的。

建立完善的教学资源库是支持个性化教学与因材施教的另一重要策略。一个完善的教学资源库应包括视频教程、电子书籍和在线课程材料等多种形式的资源。这些资源的多样性不仅能够满足学员的不同学习风格和需求，还能够为学员提供随时随地的学习支持。视频教程可以帮助学员直观地理解动作要领，电子书籍则提供了理论知识的补充，而在线课程材料则为学员提供了系统化的学习路径。这种资源库的建设，使学员能够在自主学习的过程中，根据自己的进度和兴趣进行选择，从而实现个性化学习。

在个性化教学与因材施教的过程中，引入专业的瑜伽教练培训教材和课程大纲是确保培训质量的基础。这些教材和大纲应由行业内资深专家编写，内容涵盖系统化的知识和技能指导，确保瑜伽教练在培训过程中能够获得全面的学习支持。通过这些专业教材，瑜伽教练不仅能够掌握瑜伽教学的基础知识，还能够了解最新的行业动态和教学方法。这种系统化的知识传授，使瑜伽教练能够在教学中因材施教，根据学员的不同特点和需求，制订个性化的教学方案，从而提高教学效果。

提供持续的技术支持和更新，是保障在线教学平台和移动端工具功能与内容始终保持最新的重要措施。随着科技的进步，教学平台和工具的功能不断更新，内容也需要及时补充和调整，以满足学员的学习需求。通过提供持续的技术支持，确保学员在使用在线平台和移动端工具时，能够体验到最新的功能和内容。这种持续更新的机制，不仅提高了学员的学习效率，还能够激发他们的学习兴趣，促进个性化学习的实现。通过技术支持和更新，教学资源的配置能够更好地服务于个性化教学和因材施教的目标。

（二）保障机制建设

在商业健身机构的瑜伽教练培训中，保障机制的建设对于提升培训效果至关重要。建立瑜伽教练培训标准化流程是保障机制的核心之一。通过标准化流程，可以确保培训内容和教学方法的一致性，这不仅有助于提高瑜伽教练的专业素养，还能提升整体教学质量。标准化流程的建立需要综合考虑行业标准、市场需求和学员反馈等多方面因素，从而形成一套科学合理的培训体系。这一体系的成功实施将为瑜伽教练提供明确的指导方向，帮助他们在教学中发挥更大的作用。

为了持续提升瑜伽教练的技能和知识水平，设立专业发展支持系统是必不可少的。这一支持系统应包括定期的培训和研讨会，帮助瑜伽教练在快速变化的健身行业中保持竞争力。通过参与这些活动，瑜伽教练可以了解行业的最新趋势和技术，并将其应用于日常教学中。这不仅有助于个人职业发展，也为商业健身机构培养了一批高素质的瑜伽教练人员。此外，专业发展支持系统还应提供个性化的学习路径，满足不同瑜伽教练的特定需求，确保他们在各自的专业领域不断进步。

技术支持团队的配置是保障机制建设中不可或缺的一部分。随着在线教学平台和移动端工具的广泛应用，确保这些技术的顺利运行显得尤为重要。技术支持团队应提供及时的技术维护和更新服务，以满足学员的学习需求。无论是在线课程的流畅播放，还是移动端应用的无缝使用，技术支持团队都应具备快速响应和解决问题的能力。这不仅确保了学员的学习体验，也提高了商业健身机构的教学效率和服务水平。通过建立完善的技术支持体系，商业健身机构可以为学员提供一个稳定、高效的学习平台。

第四章　商业健身机构瑜伽教练培训的师资队伍建设

第一节　商业健身机构瑜伽培训师资的选拔标准与流程

一、瑜伽培训师资的基本资质与专业背景要求

（一）学历与认证要求

在商业健身机构瑜伽培训师资的选拔标准中，学历与认证要求是至关重要的。瑜伽培训师须具备相关的高等教育学历，具体包括体育教育、运动科学或相关专业的学位。这些学术背景不仅为培训师提供了必要的理论基础，也让他们在教学中能够更好地理解和解释瑜伽的生理和心理效益。此外，持有国家或国际认可的瑜伽教练认证是必不可少的，如 RYT200 或 RYT500 等认证。这些认证不仅是培训师专业能力的象征，也是他们在行业中立足的基本条件，可以证明其具备规范的教学能力和专业素养。

此外，瑜伽培训师必须具备相关的急救和心肺复苏（CPR）证书。这一要求不仅是为了在教学过程中能够处理突发的健康问题，更是对学员安全的基本保障。拥有这些急救技能，培训师能够在紧急情况下采取适当的措施，确保学员的健康和安全。同时，这也是商业健身机构对培训师责任心和专业态度的基本要求。通过这些认证，培训师不仅能够提升自身的专业形象，也增强了学员对其教学能力的信任和依赖。

实践教学经验是瑜伽培训师资的另一重要要求。通常情况下，商业健身机构要求培训师至少完成一定小时数的实际授课或实习。这不仅是为了确保培训师在教学中能够自如地应对各种情况，也是为了提升其实际操作能力和教学技巧。通过丰富的实践经验，培训师能够更好地理解学员的需求，调整教学方法，提高教学效果。此外，实践经验还可以帮助培训师在教学中更好地运用理论知识，使学员能够在实践中获得更深刻的理解和体验。

瑜伽培训师应定期参加专业发展课程或研讨会，以保持对瑜伽最新发展和教学方法的了解。这种持续的专业发展不仅是培训师个人职业发展的需要，也是商业健身机构保持竞争力的关键。通过不断学习和更新知识，培训师能够在教学中引入新的理念和方法，提高课程的吸引力和实效性。更重要的是，持续学习的态度也反映了培训师对自身专业发展的重视和对学员负责的态度，进一步提升了其在行业中的声誉和影响力。

（二）专业背景评估

在商业健身机构中，选择合适的瑜伽教练是确保培训质量的关键步骤。商业健身专业背景评估是这一过程中的重要环节。通过评估瑜伽教练的教学风格与方法，商业健身机构能够确保瑜伽教练具备适应不同学员需求和水平的能力。教学风格的多样性是满足学员个性化需求的基础，瑜伽教练需展示灵活的教学策略，以应对从初学者到高级学员的不同挑战。这不仅有助于提高学员的学习效果，也能有效地提升学员的满意度和参与度，进而增强商业健身机构的竞争力。

良好的沟通能力和人际交往技巧也是瑜伽教练必备的素质之一。通过考查这些软技能，商业健身机构可以确保瑜伽教练能够建立并维护积极的师生关系，营造和谐的课堂氛围。有效的沟通不仅体现在语言交流上，更包括非语言的互动，对于瑜伽这种强调身心合一的课程而言尤为重要。瑜伽教练在课堂上需要敏锐地感知学员的反馈，并及时调整教学策略，以促进学员的全面发展和自我提升。

分析瑜伽教练在瑜伽相关领域的研究或实践经历是评估其专业深度的重要手段。丰富的实践经历不仅体现了瑜伽教练的专业知识水平，也反映了其在实际教学中的应用能力。拥有扎实的实践背景，瑜伽教练能够更好地将理论与实践相结合，提供高质量的教学体验。此外，瑜伽教练在研究领域的贡献也能为商业健身机构带来学术声誉，提升其在行业内的影响力。

审核瑜伽教练的持续教育和培训经历是确保其职业发展和行业适应能力的关键。瑜伽行业不断发展，新的研究成果和教学方法层出不穷。通过持续的教育和培训，瑜伽教练能够不断地更新自己的知识和技能，保持教学内容的前沿性和实用性。这不仅有助于瑜伽教练自身的职业发展，也为商业健身机构提供了不断创新的动力，确保其在竞争激烈的市场中立于不败之地。

（三）持续教育与发展

在商业健身机构中，瑜伽教练的持续教育与发展是提升整体教学质量的关键。通过定期组织专业发展研讨会，商业健身机构可以邀请行业专家分享最新的瑜伽教学方法和理念。这不仅有助于瑜伽教练们更新自己的专业知识，还能激发他们的教学灵感和创新能力。研讨会的互动性和实践性为瑜伽教练提供了一个相互交流和学习的平台，使其能够在多样化的教学实践中不断提升专业素养。此外，研讨会的多样化主题能够涵盖从传统瑜伽流派到现代瑜伽的各种新兴趋势，帮助瑜伽教练们在教学中融入新的元素，满足学员的多元化需求。

为了保持瑜伽教练的专业资格长期有效，建立瑜伽教练持续教育积分系统是一项行之有效的措施。通过参加课程、研讨会和实践活动，瑜伽教练可以积累学分，这不仅激励他们积极参与各类专业活动，也在一定程度上督促他们不断提高自身的教学水平。积分系统的设计应当灵活且具有挑战性，以促进瑜伽教练在不同领域的全面发展。同时，积分系统也为管理者提供了一个评估瑜伽教练专业发展的客观标准，使人力资源管理更加科学化和系统化。

提供在线学习平台是支持瑜伽教练灵活学习和自我提升的重要手段。通过在线平台，瑜伽教练可以随时获得最新的瑜伽知识和教学技能，打破了时间和空间的限制。这种学习模式不仅提高了学习的便利性，还能够根据瑜伽教练的个人需求进行个性化的学习路径设计。在线平台的内容应当涵盖从基础到高级的各个层次，以适应不同阶段瑜伽教练的学习需求，确保他们能够在快速变化的健身市场中保持竞争力。

跨学科培训是提升瑜伽教练综合素质和教学能力的有效途径。通过参与心理学、营养学等领域的培训，瑜伽教练能够更好地理解学员的心理和生理需求，从而在教学中提供更为个性化和全面的指导。这种跨学科的学习不仅丰富了瑜伽教练的知识结构，也增强了其在教学中的应变能力和创新意识，有助于提升整个商业健身机构的教学水平和市场竞争力。

二、瑜伽培训师资的教学经验与实践能力评估标准

（一）教学经验年限

在商业健身机构中，瑜伽教练的教学经验年限是衡量其教学能力和专业水

平的重要标准。瑜伽教练应具备两年以上的教学经验，这不仅是对其基本资质的要求，更是确保其能够有效应对不同学员需求和教学挑战的关键。通过长期的教学实践，瑜伽教练能够积累丰富的经验，从而在面对多样化的学员时，能够灵活调整教学策略，以满足不同学员的个性化需求。此外，两年以上的教学经验也有助于瑜伽教练在课程设计中融入更多的实际案例和教学技巧，提高课程的吸引力和实用性。

在教学经验的积累过程中，参与多样化的课程类型是提升瑜伽教练适应能力和教学技巧的重要途径。瑜伽教练应涉足团体课、私人课和特殊人群课程等多种授课形式，以拓宽其教学视野和能力。团体课有助于培养瑜伽教练的组织能力和课堂管理技巧，而私人课则强调个性化指导和学员关系的建立。特殊人群课程，如孕妇瑜伽或老年人瑜伽，则要求瑜伽教练具备更高的专业知识和实践能力，以应对特殊生理和心理需求。通过参与这些不同类型的课程，瑜伽教练能够在实践中不断完善自身的教学方法，提高教学效果。

指导不同水平学员的能力是评估瑜伽教练教学经验的重要方面。瑜伽教练在教学中应能够识别学员的能力水平，并根据学员的实际情况进行个性化调整和指导。初学者需要更多的基础指导和安全提示，而高级学员则可能需要更具挑战性的课程和技巧提升。在此过程中，瑜伽教练的灵活性和敏锐度尤为重要，以确保每位学员都能在其能力范围内获得最佳的学习体验。这种能力不仅反映了瑜伽教练的专业素养，也直接影响学员的学习效果和满意度。

学员反馈是评估瑜伽教练教学效果的重要依据。在实际授课过程中，瑜伽教练应积极收集和分析学员的反馈意见，以了解其教学效果和学员满意度。学员反馈可以帮助瑜伽教练识别教学中的优势和不足，从而进行针对性的调整和改进。这种反馈机制不仅有助于提升瑜伽教练的教学能力，也能增强学员的参与感和满意度，使教学过程更加互动和有效。通过持续的反馈和改进，瑜伽教练能够不断提升自身的教学质量和学员的学习体验。

瑜伽教练的实践能力是其教学质量的重要保障。通过参与实习、工作坊和行业活动，瑜伽教练能够积累丰富的实战经验，提升其实践能力和教学质量。实习为瑜伽教练提供了在真实教学环境中锻炼和提升的机会，工作坊则是拓展专业知识和技能的重要途径。行业活动，如研讨会和交流会，可以帮助瑜伽教练建立专业网络，获取最新的行业动态和发展趋势。通过这些实践活动，瑜伽教练不仅能够提升自身的教学能力，也能为学员提供更高质量的教学服务。

（二）实践能力考核

在商业健身机构中，瑜伽教练的实践能力考核是确保教学质量的关键环节。实践能力考核不仅是对瑜伽教练理论知识的检验，还是对其在真实教学环境中灵活运用知识能力的全面评估。优秀的瑜伽教练能够根据学员的个体差异进行评估和调整，以取得最大化的教学效果。个体差异评估能力使瑜伽教练能够识别学员的不同需求，并调整教学策略以适应这些需求，从而确保每位学员都能在课程中获得最佳的学习体验。这种能力不仅需要瑜伽教练具备深厚的瑜伽理论知识，还需要他们在教学实践中积累丰富的经验。

瑜伽教练在课程中运用不同教学方法和技巧以满足多样化学员需求的能力，也是实践能力考核的重要组成部分。现代瑜伽课程的学员背景多样，需求各异，瑜伽教练需要在教学中灵活地运用多种教学方法，如个性化指导、小组练习和互动式教学等，以激发学员的学习兴趣和参与热情。通过多样化的教学方法，瑜伽教练能够更好地调动学员的积极性，促进学员之间的互动与合作，从而提升整体课程的效果和学员的满意度。这种教学方法的多样性和灵活性，体现了瑜伽教练在教学设计和课堂管理方面的高超能力。

课堂管理和氛围营造能力是瑜伽教练实践能力考核的另一个重要方面。良好的课堂氛围能够有效地提升学员的参与感，使他们在轻松愉悦的环境中专注于瑜伽练习。瑜伽教练需要具备敏锐的观察力和沟通能力，以便及时调整课堂节奏和氛围，确保每位学员都能积极参与课程。通过有效的课堂管理，瑜伽教练不仅能提升学员的学习体验，还能增强学员对课程的满意度和忠诚度，从而为商业健身机构的长期发展奠定坚实的基础。

在处理突发事件或学员健康问题时，瑜伽教练的应急反应能力至关重要。在瑜伽课程中，学员可能会面临各种突发状况，如身体不适或意外受伤，瑜伽教练需要迅速做出判断并采取适当措施，以保障学员的安全和健康。这就要求瑜伽教练不仅具备专业的急救知识，还要有冷静的头脑和果断的决策能力，以确保在紧急情况下能够迅速有效地处理问题。这种应急能力的培养，对于提高瑜伽教练的整体教学水平和学员的安全感具有重要意义。

（三）学员反馈分析

通过学员反馈分析，可以全面地了解瑜伽教练在教学中的表现，确保培训质量的提升。学员对瑜伽教练授课内容的理解程度是评估的关键指标之一。这不仅涉及瑜伽教练是否能够清晰地传达瑜伽知识与技巧，还关系到学员能否在课后有效地运用所学内容。瑜伽教练需要具备将复杂的瑜伽动作和理论简单化的能力，使不同水平的学员都能轻松理解并掌握。这种能力不仅体现了瑜伽教练的专业知识深度，也反映了其教学方法的有效性。

课堂氛围的营造是另一个重要的评估方面。学员对课堂氛围的满意度直接影响其学习体验和效果。积极的学习环境能够激发学员的兴趣和参与度，促进他们的积极互动和交流。瑜伽教练在课堂上需要展现出良好的沟通技巧与亲和力，以便在课堂中建立信任和开放的氛围。这种氛围不仅有助于学员放松身心，还能提高他们的学习专注度和整体满意度。

个性化指导是现代瑜伽教学的重要组成部分。学员对瑜伽教练个性化指导的反馈可以揭示瑜伽教练在满足不同学员需求方面的表现。由于每位学员的身体条件、瑜伽基础和学习目标各不相同，瑜伽教练需要具备灵活调整教学策略的能力。通过对学员个体差异的敏锐观察，瑜伽教练能够提供针对性的指导，帮助学员在安全的前提下挑战自我并实现进步。

应对突发情况的能力是评估瑜伽教练专业水平的重要指标。学员对瑜伽教练应对突发情况的评价能够考查瑜伽教练在紧急情况下的应急处理能力。瑜伽课程中可能会出现意外情况，如学员身体不适或动作失误，瑜伽教练需要迅速做出判断并采取适当措施，确保学员的安全和课程的顺利进行。这种能力不仅需要丰富的教学经验，还依赖瑜伽教练的冷静和果断。

三、瑜伽培训师资选拔流程的设计与实施步骤

（一）选拔流程规划

在商业健身机构中，瑜伽教练的选拔流程规划是构建高质量师资队伍的基础。制定明确的选拔标准是首要任务，这些标准应涵盖学历、认证和经验等基本要求，以确保候选人具备必要的专业素养。学历要求通常包括相关的教育背景，而认证则须涵盖国际认可的瑜伽教学资格证书。这些标准不仅是对候选人专业素质的基本保障，也是提升培训质量的前提。此外，丰富的教学经验也是重要的考量因素，因为经验丰富的瑜伽教练能够更好地应对教学中可能遇到的各种挑战。

为了全面评估候选人的教学能力和沟通技巧，设计多层次的面试流程是不可或缺的。初筛阶段主要通过简历和资质来筛选符合基本条件的候选人。接下来，技能测试环节将考查候选人的实际教学能力和瑜伽技能水平。最终面试则关注候选人的沟通技巧、教学风格及其与学员互动的能力。这样的多层次面试流程能够确保选拔出具备综合能力的优秀瑜伽教练，能够胜任不同层次学员的教学需求。

在选拔过程中，建立评估小组是确保选拔过程公正性和专业性的关键。评估小组通常由资深瑜伽教练和管理人员组成，他们在选拔过程中发挥着重要的作用。资深瑜伽教练能够从专业角度评估候选人的教学能力和瑜伽技能，而管理人员则关注候选人是否符合商业健身机构的文化和管理要求。通过多方位的评估，确保选拔出的瑜伽教练不仅具备专业能力，还能够融入商业健身机构的团队文化。

实施模拟授课环节是评估候选人实际教学能力的重要步骤。在这一环节，候选人需要展示其教学风格和方法。通过模拟授课，评估小组可以观察候选人在教学中的表现，包括课程设计、教学方法、与学员的互动以及对突发情况的应对能力。模拟授课不仅是对候选人教学能力的考验，也是候选人展示其个人魅力和教学特色的平台。

（二）面试与试讲安排

面试与试讲是商业健身机构瑜伽教练培训师资选拔过程中至关重要的环节。对于候选人的初步筛选，必须严格审核其提交的材料。这一过程不仅是形式上的检查，还是对其是否符合基本学历和认证要求的深入评估。通过这种方式，确保每位候选人都具备进入下一轮选拔的基本资格。此外，材料审核还能够帮助评估小组提前了解候选人的背景和专业能力，为面试环节的深入探讨奠定基础。

在面试环节，技能测试是不可或缺的一部分。候选人需要进行短时间的模拟授课，这不仅是对其教学风格的展示，也是对其教学方法有效性的评估。模拟授课的设计应当贴近实际教学场景，以便更准确地评估候选人的实际教学能力和课堂掌控能力。通过这种实战演练，评估小组能够更直观地感受到候选人的教学魅力和互动能力，这对于商业健身机构而言至关重要，因为瑜伽课程的成功与否在很大程度上取决于瑜伽教练的现场表现。

结构化面试问题的设计是为了全面了解候选人的综合素质。这些问题应当涵盖教学理念、课堂管理和应急处置能力等多个方面。教学理念是瑜伽教练在课堂上贯彻的核心价值观，课堂管理则是维持教学秩序的关键，而应急处置能力则体现了瑜伽教练在突发情况下的应变水平。通过这些问题的设计，评估小组可以深入了解候选人是否具备成为一名合格瑜伽教练的潜力，以及其能否在商业健身机构的环境中有效地施展其才华。

面试结束后，评估小组应及时收集每位成员的反馈意见，并进行综合评分。这一环节的透明度和公正性是确保选拔过程公平的关键。评估小组的成员应当对每位候选人的表现进行客观评价，并在评分过程中保持一致性。通过综合评分，商业健身机构能够选出最符合自身需求的瑜伽教练，为其后续的培训和发展奠定坚实基础。这一过程不仅提高了师资选拔的效率，也为未来的教学质量提供了有力保障。

（三）评估与决策机制

在商业健身机构中，瑜伽教练的选拔不仅关乎教学质量，更直接影响到学员的体验与满意度。因此，建立多维度的评估标准是至关重要的。评估标准应涵盖教学能力、沟通技巧、课堂管理等多个方面，以便全面评估候选人的综合素质。教学能力不仅包括对瑜伽动作的精准指导，还涉及如何将瑜伽的哲学理念融入课堂中。沟通技巧则要求瑜伽教练能够有效地与学员交流，理解学员的需求与反馈，从而调整教学内容。课堂管理能力则确保瑜伽教练能够在多变的课堂环境中维持秩序，营造一个积极的学习氛围。

引入学员反馈机制是提升选拔客观性的重要手段。通过学员对候选人授课的评价，可以获得第一手的教学效果数据。这些反馈不仅可以反映出候选人在课堂上的表现，也能揭示其在应对学员需求和处理课堂突发情况方面的能力。学员的反馈在选拔决策中作为重要参考，有助于决策者更全面地了解候选人的实际教学水平和适应性。

模拟授课环节是评估候选人的另一关键步骤。在模拟授课中，评估小组可以观察候选人在实际教学中的表现，特别是其应对突发情况和个性化指导的能力。通过这种情景模拟，候选人的临场反应能力和教学灵活性得以充分展示。评估小组应关注候选人如何处理课堂上的突发情况，以及其如何调整教学策略以满足不同学员的个性化需求。

为了确保选拔流程的有效性和适应性，实施定期评估与回顾机制是必要的。行业发展和教学需求的变化要求选拔流程不断调整，以保持其与时俱进。定期评估可以帮助商业健身机构识别流程中的不足，并提出改进建议，从而提高选拔的科学性和合理性。通过定期回顾，选拔流程能够更好地适应行业动态，确保选拔出的师资能够满足市场和学员的需求。

四、瑜伽培训选拔过程中对职业道德与服务意识的考核

（一）职业道德标准

在商业健身机构中，瑜伽教练的职业道德标准是选拔过程中的重要考核内容。职业道德不仅是瑜伽教练自身素养的体现，更是保障学员权益的重要基石。瑜伽教练应始终遵循诚实守信的原则，确保在教学中真实传达自己的资质和经验。不夸大或虚假宣传自身能力，不仅是对学员的尊重，也是对行业的负责。瑜伽教练的诚信直接影响学员对课程的信任度和满意度。因此，在选拔过程中，商业健身机构需严格评估瑜伽教练的诚信记录和职业操守。

在授课过程中，瑜伽教练需特别注意尊重学员的个人隐私与身体界限。这不仅是职业道德的要求，还是对学员心理安全的保障。瑜伽教练应确保在授课过程中不侵犯学员的个人空间和心理感受，创造一个安全、舒适的学习环境。对学员隐私的尊重是建立良好师生关系的基础，能够促进学员的积极参与和学习效果。因此，在选拔过程中，考核瑜伽教练对学员隐私的尊重程度成为重要的评价标准。

良好的职业操守是瑜伽教练应具备的基本素养。瑜伽教练需遵循行业规范，维护瑜伽行业的声誉与形象，避免不当行为。职业操守不仅体现在瑜伽教练的教学态度和行为举止上，也反映在瑜伽教练对行业标准的遵循上。商业健身机构在选拔教练时，应注重考查瑜伽教练的过往行为记录和行业评价，以确保其具备良好的职业操守。这样的考核有助于维护商业健身机构的声誉和学员的信任。

积极倾听学员的需求与反馈，以服务学员为中心，是瑜伽教练提升学员学习体验和满意度的重要途径。在教学过程中，瑜伽教练应积极与学员沟通，了解他们的需求和期望，并据此调整教学方法和内容。服务意识的考核在选拔过程中显得尤为重要，商业健身机构需通过模拟教学或面试等方式，观察瑜伽教练在与学员互动中的表现，以评估其服务意识和沟通能力。

瑜伽教练应持续关注自身的专业发展与伦理教育，定期参加相关培训，以提升职业素养和道德水平。行业的发展和变化要求瑜伽教练不断更新知识和技

能，保持与时俱进的教学能力。商业健身机构在选拔教练过程中，应考查瑜伽教练的学习态度和继续教育记录，确保其具备持续学习的意识和能力。通过这样的考核，商业健身机构能够选拔出具有发展潜力和责任感的优秀瑜伽教练，为学员提供高质量的教学服务。

（二）服务意识评估

在商业健身机构的瑜伽教练培训体系中，服务意识评估是选拔过程中至关重要的一环。服务意识不是对学员需求的简单回应，而是需要瑜伽教练主动了解学员的需求与目标，从而提供个性化的指导和支持。这种个性化的服务要求瑜伽教练具备敏锐的观察力和沟通能力，以便在教学中准确判断学员的身体状况和情感需求。这种能力的培养不仅需要瑜伽教练在实践中不断积累经验，还需要通过系统化的培训来提升。

在教学过程中，表现出同理心是服务意识评估中的重要考核指标。瑜伽教练需要了解学员的身体状况和情感需求，以创造一个安全和包容的学习环境。这种同理心的表现不仅能够增强学员的学习体验，还能有效地提升学员的参与感和自信心。通过营造积极的学习氛围，学员在瑜伽练习中更容易取得进步，进而增强对课程的满意度和对瑜伽教练的信任感。

积极鼓励学员，增强他们的自信心和参与感，是服务意识评估的另一个重要方面。瑜伽教练在教学过程中需要不断给予学员正向的反馈和鼓励，这不仅能够激励学员坚持练习，还能帮助他们在瑜伽的学习中找到乐趣。通过这种方式，瑜伽教练可以帮助学员克服练习中的困难，树立自信心，并确保他们在课程结束后能够持续地进行瑜伽练习。

良好的沟通是服务意识评估中的核心要素之一。瑜伽教练需保持与学员之间的良好沟通关系，及时反馈学员的表现和进步。这种反馈机制不仅能够帮助学员了解自身的进步，还能促进师生之间的互动与信任。通过建立良好的沟通渠道，瑜伽教练可以更好地了解学员的需求和期望，从而提供更为精准的指导和支持。

（三）行为规范检查

在商业健身机构的瑜伽教练培训体系中，行为规范检查是确保瑜伽教练在教学过程中保持高标准职业道德和服务意识的重要环节。瑜伽教练在课堂上应严格遵循统一的教学规范，这不仅是为了维护教学的一致性和专业性，更是为了确保每位学员都能在一个高质量的学习环境中接受培训。教学规范的统一化要求瑜伽教练在每节课中都能准确地传达课程内容，并按照既定的流程进行教学，以此保障学员的学习效果。

定期进行行为规范培训是提升瑜伽教练职业素养的重要措施。这些培训不仅能帮助瑜伽教练了解行业最新的职业道德和服务标准，还能提升他们的责任感和服务意识。通过培训，瑜伽教练可以更好地在教学中体现专业性，并在服务学员的过程中展现出高水平的职业道德。这种持续的职业素养提升对于商业健身机构的整体形象和学员的满意度都有积极的影响。

建立瑜伽教练行为记录机制是确保瑜伽教练在教学中遵循职业道德和服务标准的有效手段。通过定期评估瑜伽教练的行为表现，商业健身机构可以及时发现教学过程中存在的问题，并进行针对性的调整和改进。这种机制不仅有助于提升瑜伽教练的教学质量，也为学员提供了一个更加专业和可靠的学习环境，从而提高了学员的满意度和对商业健身机构的信任感。

实施学员满意度调查是收集学员对瑜伽教练行为反馈的有效方法。通过这些调查，商业健身机构可以了解学员对瑜伽教练在教学中表现的真实感受，并根据反馈及时调整瑜伽教练的教学方式和服务态度。这种反馈机制不仅有助于发现和解决教学中存在的问题，还能进一步提高教学质量和服务水平，确保学员在学习过程中获得最佳体验。

五、瑜伽培训师资选拔结果的反馈与优化机制

（一）结果反馈流程

在商业健身机构中，师资选拔结果的反馈流程是确保教学质量和瑜伽教练专业发展至关重要的一环。建立有效的反馈渠道是关键，旨在确保瑜伽教练与学员之间的信息流通无阻。通过这些渠道，商业健身机构能够及时地收集关于教学效果的意见和建议，从而为后续的课程改进提供基础。这不仅有助于提高教学质量，还能增强学员的学习体验和满意度。为了进一步促进团队协作，商业健身机构应定期组织反馈会议，邀请瑜伽教练和管理层共同参与。这样的会议为各方提供了一个平台，讨论选拔结果及其对教学质量的影响，进而推动团队内的沟通与协作。

在反馈过程中，制定详细的反馈评估报告是必不可少的。此类报告通过系统整理学员和瑜伽教练的反馈意见，深入分析其对师资选拔流程的影响，为后续改进提供了科学依据。这种系统化的分析不仅有利于识别当前流程中的不足，还能为未来的优化提供明确的方向。此外，实施跟踪评估机制也是提升师资质量的有效手段。通过定期对新选拔的瑜伽教练进行教学效果评估，商业健身机构可以确保这些瑜伽教练持续符合其教学标准。这种持续的评估不仅有助于维护高水平的教学质量，还能帮助瑜伽教练不断反思和提升自身的教学能力。

为了激励瑜伽教练的持续改进和专业发展，建立激励机制是一个有效的策略。依据反馈结果，商业健身机构可以对表现优异的瑜伽教练给予奖励。这种奖励机制不仅能够激发瑜伽教练的积极性，还能鼓励他们在教学中不断追求卓越。通过这样的激励措施，商业健身机构不仅能留住优秀的瑜伽教练，还能吸引更多有潜力的瑜伽教练加入，从而进一步壮大和优化师资队伍。总之，完善的反馈与优化机制是商业健身机构提升教学质量和推动瑜伽教练专业发展的重要保障。

（二）选拔过程反思

在商业健身机构的瑜伽教练培训中，师资选拔过程的反思是确保培训质量和商业健身机构声誉的关键环节。在选拔过程中应重视候选人的多样性，这不仅可以促进不同背景和经验的瑜伽教练之间的文化交流与创新，还能为学员带来更丰富的教学体验。多样化的师资团队能够在教学方法和课程内容上引入多元化的视角，从而更好地满足学员的不同需求。此外，候选人的多样性也有助于在团队中形成更强的创新能力，有利于商业健身机构在竞争激烈的市场中保持领先地位。

为了确保选拔流程的有效性和公平性，建立定期评估机制显得尤为重要。通过定期评估，可以及时识别和解决选拔流程中的潜在问题，从而不断优化选拔标准和流程。这种机制不仅有助于提高选拔的透明度和公信力，还能确保每位候选人都能在公平的环境中展示自己的能力。评估机制应包括对选拔流程各个环节的检视，并根据反馈进行相应的调整，以适应不断变化的市场需求和行业标准。

在选拔过程中，候选人的团队合作能力是一个不可忽视的考量因素。优秀的团队合作能力不仅能够增强瑜伽教练团队的凝聚力和协作精神，还能在教学中起到积极的推动作用。团队合作能力强的瑜伽教练能够更好地融入商业健身机构的工作氛围，并在与同事的协作中不断提高教学水平和学员满意度。通过团队合作，瑜伽教练可以分享教学经验和技巧，从而共同提高教学质量。

重视对候选人的心理素质评估是确保其在教学过程中能够有效应对压力和挑战的关键。瑜伽教练在教学过程中常常会面临各种突发情况和学员的不同需求，良好的心理素质可以帮助他们在高压环境下保持冷静和专业。心理素质评估应包括对候选人抗压能力、情绪管理能力等方面的考核，以确保他们能够胜任教学工作，并为学员提供高质量的服务。

（三）持续改进措施

在商业健身机构的瑜伽教练培训中，持续改进措施是确保师资队伍保持高质量教学水平的关键。建立瑜伽教练定期自评机制是其中的重要环节，鼓励瑜伽教练对自身教学方法和效果进行反思，有助于识别教学中的改进空间。通过自评，瑜伽教练能够更好地理解自己的教学风格和方法，发现潜在的问题并及时进行调整。这种自我反思不仅提升了瑜伽教练的教学能力，还促进了瑜伽教练的职业发展，使其能够在不断变化的健身行业中保持竞争力。

实施学员定期满意度调查是另一个重要的持续改进措施。通过收集学员的反馈信息，商业健身机构可以更好地了解学员的需求和期望，从而指导教学内容和方法的调整。满意度调查的结果为商业健身机构提供了宝贵的数据支持，帮助其优化课程设置和教学策略，确保课程内容更加贴近学员需求。这种以学员为中心的改进方法，不仅提高了学员的满意度，还增强了商业健身机构的市场竞争力。

引入外部专家审查机制，定期邀请行业专家对瑜伽教练的教学质量进行评估，是提高教学质量的有效手段。外部专家能够以客观的视角审视瑜伽教练的教学表现，提供专业的改进建议。这种外部评估不仅为瑜伽教练提供了新的视角和思路，也为商业健身机构的教学质量提供了保障。通过结合行业最佳实践，瑜伽教练能够不断更新和提升自己的教学技能，确保其教学质量始终处于行业前沿。

制定动态的培训课程更新机制，结合行业发展趋势和学员反馈，定期调整和优化培训内容，是保持教学前瞻性和实用性的关键。通过不断更新课程内容，商业健身机构能够确保其教学始终与最新的行业标准和学员需求保持一致。这种动态调整机制，不仅提升了课程的吸引力和实用性，还增强了商业健身机构在市场中的影响力和竞争力。

第二节 商业健身机构瑜伽培训师资的专业发展与能力提升

一、瑜伽培训师资的专业发展路径与规划

（一）职业生涯规划

在瑜伽培训师资的职业生涯规划中，制定明确的个人职业发展目标至关重要。短期目标包括提升特定的教学技能或获得某一认证，而长期目标则可能涉及达到某一高级职位或成为行业领军人物。为了实现这些目标，制订详细的职业生涯规划是必要的，这不仅包括希望达到的职位，还涉及提升专业技能水平的具体步骤。通过这种规划，培训师可以更好地掌控自己的职业发展方向，确保在竞争激烈的市场中保持优势。

参加定期的专业培训和研讨会是瑜伽培训师资保持与行业标准同步的关键途径。这些活动不仅提供了最新的行业信息和技术，更是一个与同行交流、分享经验的绝佳平台。通过参加这些活动，培训师可以不断地更新自己的知识库，提升教学能力，从而为学员提供更高质量的教学服务。此外，这些活动也为培训师提供了展示自我的机会，有助于提升个人在行业内的知名度。

建立个人品牌是瑜伽培训师资在现代市场环境中取得成功的重要策略。通过社交媒体和专业平台，培训师可以展示自己的教学风格和专业成就，吸引更多的学员和合作机会。一个强大的个人品牌不仅能够提升培训师的市场竞争力，还能为其带来更多的职业发展机会。通过持续的品牌建设，培训师可以在行业内树立良好的声誉，获得学员和同行的认可。

寻求导师指导或加入专业社群是瑜伽培训师资职业发展的重要支持系统。通过与经验丰富的导师交流，培训师可以获得宝贵的指导和建议，帮助其克服职业发展中的各种困难。此外，加入专业社群，培训师可以与其他瑜伽教练分享经验，获取反馈和支持。这种互动不仅促进了个人成长，还能激发新的教学灵感和思路，提升整体教学质量。

（二）进阶培训路径

在商业健身机构中，瑜伽教练的进阶培训路径是其专业发展的关键环节之一。制订个性化的进阶培训计划是确保瑜伽教练能够在职业生涯中持续进步的重要手段。针对每位瑜伽教练的具体需求和职业目标，提供定制化的学习路径，不仅可以提升其教学能力，还能增强其在市场中的竞争力。个性化培训计划通常包括专业技能的提升、教学法的更新以及个人职业发展的规划等方面。通过这种量身定制的方式，瑜伽教练能够在短时间内掌握更多的专业知识和技能，从而在教学中更加游刃有余。

参与高级瑜伽教学法与技巧的培训，是提高瑜伽教练专业能力与教学深度的有效途径。高级培训课程通常涵盖不同瑜伽流派的教学法与技巧，使瑜伽教练能够在多样化的教学环境中灵活运用所学知识。通过这些课程，瑜伽教练不仅可以掌握更为复杂的体式和呼吸法，还能够深入理解不同流派的哲学理念和教学原则。这种深度学习有助于瑜伽教练在课堂上提供更具启发性和挑战性的课程，满足学员多样化的学习需求，并提升学员的整体练习体验。

学习心理学和运动生理学相关课程，是瑜伽教练提升自身专业素养的重要组成部分。这些课程帮助瑜伽教练深入了解学员的身体与心理状态，从而能够提供更为科学和有效的指导。心理学课程使瑜伽教练能够理解学员在练习中的心理变化，帮助其克服心理障碍，增强自信心。而运动生理学则提供了关于人体结构和功能的知识，使瑜伽教练能够根据学员的身体条件调整练习强度和方式，避免运动损伤。这些知识的积累，使瑜伽教练能够更全面地关注学员的整体健康和进步。

鼓励瑜伽教练参加国际瑜伽大会和专业研讨会，是拓宽其视野和获取最新行业动态与教学理念的有效方式。在这些国际性的平台上，瑜伽教练可以接触全球顶尖的瑜伽大师和行业专家，了解最新的教学趋势和创新方法。通过参与这些活动，瑜伽教练不仅能够提升自身的专业水平，还能建立广泛的人脉网络，获取更多的职业发展机会。同时，国际交流也激发了瑜伽教练们的创新思维，使其能够在教学中融入更多的创意元素，提升课程的吸引力和效果。

（三）个人发展目标设定

在商业健身机构中，瑜伽培训师资的个人发展目标设定是其职业成长的关键环节。个人发展目标的设定不仅需要明确的方向，还需要具备可操作性和可衡量性。设定具体的短期目标，如在接下来的六个月内完成一项高级瑜伽教学认证，这不仅有助于提升个人的专业能力，还能增加在行业中的竞争力。通过这样的认证，培训师可以获得更深层次的教学技巧和理论知识，从而在实际教学中提供更高质量的课程。此外，短期目标的实现能够带来成就感，激励培训师不断追求更高的职业目标。

制定长期职业目标是个人职业发展的重要组成部分。如在未来三年内成为瑜伽培训课程的主讲瑜伽教练，并参与课程设计与教学方法的创新，是一个具有挑战性但又充满机遇的目标。成为主讲瑜伽教练不仅要求培训师具备扎实的瑜伽知识和教学经验，还需要具备创新思维和课程开发能力。这一目标的实现需要培训师不断地自我提升和学习，积极参与各类教学研讨会和交流活动，以拓宽视野和积累经验。长期目标的设定不仅为职业发展提供了明确的方向，也为个人成长注入了持续的动力。

规划参与跨学科培训的目标是提升瑜伽培训师整体素养的重要途径。选择一门心理学或营养学课程，可以帮助培训师增强对学员整体健康的理解和指导能力。跨学科的学习能够丰富培训师的知识体系，使其在教学过程中能够提供更全面的健康建议，从而提升学员的满意度和信任度。此外，通过跨学科的培训，瑜伽培训师可以在教学中融入更多的科学依据和实践经验，为学员提供更有价值的课程体验。

设定个人品牌建设目标是提升瑜伽培训师在行业中影响力的有效策略。通过社交媒体发布每月一次的瑜伽教学视频，培训师可以展示自己的教学风格和专业能力，吸引更多的关注和认可。社交媒体作为现代信息传播的重要渠道，其影响力不容小觑。通过持续的内容输出，培训师不仅可以提高自己的知名度，还能建立起与学员和同行之间的互动和交流平台，进一步增强个人品牌的影响力。

二、瑜伽培训师资能力提升的培训课程与学习资源设计

（一）课程内容设计

在商业健身机构中，瑜伽教练的培训课程内容设计至关重要。其目的是为瑜伽教练提供全面的知识体系和技能，以应对多样化的教学需求。课程内容需

要涵盖瑜伽的基本理论与哲学课程，这些课程将深入探讨瑜伽的历史、流派及其核心理念。这不仅有助于瑜伽教练深入理解瑜伽的文化背景，还能提升其教学的深度和广度。通过对瑜伽哲学的学习，瑜伽教练能够更好地传递瑜伽的精神内涵，进而影响学员的身心健康。

瑜伽基本理论与哲学课程是培训体系中的核心部分。这些课程不仅介绍瑜伽的起源和发展，还分析其主要流派的特点和核心理念。通过详细的历史背景介绍，瑜伽教练可以更好地理解不同流派的教学方法和实践意义。此外，这些课程还强调瑜伽哲学中的重要概念，如专注、平衡和内心的宁静等，帮助瑜伽教练在教学中融入这些理念，提升学员的整体体验。通过学习瑜伽基本理论和哲学课程，瑜伽教练能够更好地将瑜伽的文化精髓传递给学员。

教学方法与技巧课程旨在提升瑜伽教练的教学能力和课堂管理水平。这些课程教授多样化的教学风格，使瑜伽教练能够根据不同学员的需求调整教学策略。此外，课程还强调课堂管理的重要性，提供有效的策略以维持良好的课堂氛围。学员互动技巧也是课程的重点之一，瑜伽教练通过学习如何有效地与学员进行沟通和互动，可以增强学员的参与感和学习效果。这些技能的掌握将显著提升瑜伽教练的教学水平和学员的满意度。

身体解剖与生理学课程是瑜伽教练培训中的重要组成部分。通过深入学习人体结构和运动生理学，瑜伽教练能够更准确地理解瑜伽练习对身体的具体影响。这些课程详细地讲解人体各系统的功能及其在运动中的表现，使瑜伽教练能够识别学员在练习中的身体状况和潜在问题。掌握这些知识后，瑜伽教练能够为学员提供更具个性化的指导，确保练习的安全性和有效性，提高学员的身体素质和健康水平。

心理学与运动心理课程为瑜伽教练提供了了解学员心理需求的工具。这些课程介绍心理学的基础知识，并探讨其在瑜伽教学中的实际应用。通过这些学习，瑜伽教练能更好地识别学员的情感状态，并调整教学方法以适应学员的心理需求。课程还强调运动心理学在提升学员自信心和动机方面的作用，使瑜伽教练在教学中能更有效地激励学员，帮助他们克服心理障碍，实现更好的练习效果。

急救与安全课程在瑜伽教练培训中不可或缺，这些课程专注于培训瑜伽教练处理突发健康问题的能力，以确保学员在练习中的安全与健康。课程内容包括基本急救知识和常见运动损伤的处理方法。瑜伽教练通过学习这些技能，可以在紧急情况下迅速有效地处理问题，防止伤害的进一步恶化。此外，课程还强调预防措施的重要性，帮助瑜伽教练在教学中识别潜在的安全隐患，采取必要的预防措施，保障学员的安全。

（二）学习资源整合

在商业健身机构中，为了提升瑜伽教练的教学水平和专业能力，学习资源的整合显得尤为重要。建立一个在线学习平台是实现这一目标的关键步骤。通过整合各类瑜伽教学视频、讲座和课程资料，瑜伽教练可以随时随地获得最新的教学资源。这种便捷的获取方式，不仅提高了瑜伽教练的学习效率，还能够帮助他们紧跟瑜伽教学的最新趋势和发展动向。此外，在线平台还可以提供个性化的学习路径，满足不同瑜伽教练的学习需求，促进其专业能力的全面提升。

为了进一步拓宽瑜伽教练的知识面，推荐专业书籍和期刊也是一种有效的策略。这些资源应涵盖瑜伽理论、教学法及相关领域，为瑜伽教练提供多角度的学习材料。通过阅读和研究这些资源，瑜伽教练能够深入理解瑜伽的内涵和教学技巧，提升自身的理论水平和实践能力。同时，书籍和期刊的推荐也有助于瑜伽教练了解国内外的学术动态和行业趋势，激发他们的学习兴趣和求知欲望。

组织定期的读书会和讨论小组是促进瑜伽教练之间知识交流与应用的有效途径。在这些活动中，瑜伽教练可以分享学习心得和实践经验，互相启发和借鉴。这种互动不仅能够提高瑜伽教练的团队协作能力，还能在讨论中碰撞出新的教学思路和创新方法。通过这种集体学习的方式，瑜伽教练能够更好地将理论知识应用于实际教学中，提高教学效果和学员满意度。

开发互动式学习模块是帮助瑜伽教练评估学习效果的重要手段。这些模块结合线上测验和反馈机制，可以为瑜伽教练提供即时的学习反馈，帮助他们发现自身的不足并进行针对性的提升。通过这种自我评估和反馈的过程，瑜伽教练能够不断完善自身的教学技能，提高教学质量。同时，互动式学习模块还能够激发瑜伽教练的学习动力，鼓励他们主动参与到学习过程中。

与行业内的专业商业健身机构或专家合作，提供定期的在线研讨会和工作坊，是确保瑜伽教练接触到前沿教学理念和技术的重要方式。通过这些活动，瑜伽教练可以了解行业的最新动态和技术革新，拓宽视野和思维。同时，这些研讨会和工作坊还为教练提供了一个与同行和专家交流的平台，促进了瑜伽教练之间的相互学习和经验分享。这种合作不仅提升了瑜伽教练的专业水平，也增强了商业健身机构的整体竞争力。

（三）线上与线下结合

在现代商业健身机构中，瑜伽教练的培训已不再局限于传统的线下课堂，而是逐渐向线上与线下结合的混合型课程转变。这一模式的设立旨在确保瑜伽教练在理论知识与实际操作之间形成良好的互动，从而提升其教学能力和专业素养。通过结合线上学习与线下实践，瑜伽教练不仅可以灵活地安排学习时间，还能在真实的教学环境中检验和运用所学知识。线上平台的优势在于其丰富的资源和便利性，瑜伽教练可以通过视频、文献和论坛讨论等多种形式深入学习瑜伽哲学和教学法。这种多样化的学习方式有助于增强他们对理论的理解，并为实际教学奠定坚实的基础。

线下工作坊和实操课程则是混合型课程中不可或缺的一部分。在这些课程中，瑜伽教练能够获得面对面的指导和反馈，这是线上学习无法替代的。通过与专业导师和同侪的互动，瑜伽教练可以在实践中不断磨炼自己的技能，获得更为直观的教学体验。这种面对面的交流不仅有助于解决理论学习中遇到的疑难问题，还能促进瑜伽教练的教学技巧和沟通能力的提升。线上与线下结合的学习模式强调理论与实践的平衡，确保瑜伽教练在全面发展的同时，能够将所学知识应用于实际教学中。

为了确保线上与线下结合学习的效果，定期评估与反馈机制是必不可少的。通过学员反馈和瑜伽教练自评，培训商业健身机构可以及时了解课程的优势和不足，并对课程内容与教学方法进行优化。这种动态调整的过程有助于提升整体培训质量，使课程能够更好地适应瑜伽教练的学习需求和市场的发展变化。评估不仅是对瑜伽教练学习成果的检验，也是对培训课程设计的一种反思和改进。通过不断的优化和调整，商业健身机构能够培养出更具竞争力的瑜伽教练，从而在激烈的市场竞争中占据优势地位。

三、瑜伽培训教学技能与沟通能力的专项提升计划

（一）教学方法创新

在商业健身机构中，瑜伽教练的教学方法创新是提升学员学习效果的关键。通过引入游戏化教学元素，瑜伽教练可以通过互动和挑战来激发学员的参与感与学习动机。游戏化教学不仅能够增加课程的趣味性，还能让学员在轻松愉悦

的氛围中掌握瑜伽技巧。对于不同水平的学员，采用分层教学方法显得尤为重要。通过分析学员的能力和需求，瑜伽教练可以制订个性化的教学计划与目标，以确保每位学员都能在适合自己的节奏中学习和进步。

结合多媒体技术是现代瑜伽教学的一大趋势。利用视频、音频和图像等多种媒介可以丰富教学内容，提高信息传递的效果。例如，通过视频演示复杂的瑜伽姿势，可以帮助学员更直观地理解动作要领。同时，音频指导可以在学员练习时提供及时的反馈和指导。多媒体技术的应用不仅提高了教学的效率，也为学员提供了多样化的学习体验，有助于巩固学习成果。

小组合作学习是促进学员之间交流与支持的重要方式。在小组中，学员可以分享各自的经验和见解，形成良好的学习氛围。通过小组合作，学员之间的社交互动得到增强，集体学习的效果也更加显著。此外，小组合作学习还可以培养学员的团队合作能力和沟通技巧，这些都是瑜伽教练在职业发展中不可或缺的素质。

（二）沟通技巧训练

沟通技巧训练在瑜伽教练培训中扮演着至关重要的角色。培养积极倾听的能力是沟通技巧训练的核心之一。通过关注学员的反馈和需求，瑜伽教练能够更好地了解学员的心理状态和学习进度，从而在教学过程中进行适时调整。这种倾听不仅是听取言语上的信息，还包括观察学员的非语言信号，如肢体语言和面部表情。这种全方位的倾听能够增强师生之间的信任与理解，营造一个开放和支持的学习环境，使学员在课堂上能够更加自如地表达自己的想法和疑惑。

掌握非语言沟通技巧是提升课堂互动性的重要手段。肢体语言和面部表情在无声中传达着丰富的信息，能够有效地影响学员的参与感和课堂氛围。通过恰当的肢体语言，瑜伽教练可以激发学员的兴趣，鼓励他们更加积极地参与到课堂活动中。面部表情的变化则可以传递情感和态度，使学员感受到瑜伽教练的关注和支持。这些非语言沟通技巧的运用，能够在不知不觉中增强学员的学习动机和课堂投入度，从而提高教学效果。

提问技巧的有效使用是促进课堂讨论和思维碰撞的关键。通过设计开放性的问题，瑜伽教练可以鼓励学员表达自己的想法和感受。这种互动不仅能够激发学员的创造力，还可以帮助他们在思维的碰撞中获得新的启发。提问技巧的掌握需要瑜伽教练具备敏锐的观察力和灵活的思维，能够根据学员的回答进行深入的引导和探讨。这种技巧的运用，不仅丰富了课堂内容，也提升了学员的思维深度和批判性思维能力。

发展适应性沟通能力是确保信息传达有效性的必要条件。不同学员有着不同的个性和需求，瑜伽教练需要根据这些差异调整交流方式，以便更好地传递信息和指导教学。适应性沟通能力的培养，需要瑜伽教练在实践中不断积累经验和调整策略，以应对多样化的教学情境。这种能力的提升，不仅有助于提高教学效果，也增强了瑜伽教练在复杂教学环境中的应对能力和灵活性。

定期进行沟通技巧的角色扮演与模拟训练是提升瑜伽教练应对能力和表达技巧的有效方法。通过模拟真实的教学情境，瑜伽教练可以在安全的环境中尝试不同的沟通策略，分析和反思自身的表现。这种训练不仅提高了瑜伽教练的沟通技巧，也增强了他们在面对不同教学挑战时的自信心和应变能力。通过持续的训练和反思，瑜伽教练能够不断地完善自身的沟通技能，从而在实际教学中更好地服务学员。

（三）学员反馈机制

在商业健身机构的瑜伽教练培训中，学员反馈机制扮演着至关重要的角色。通过建立定期的学员反馈调查，商业健身机构能够有效收集学员对课程内容、教学风格和整体体验的意见。这种机制不仅能帮助瑜伽教练了解学员的需求和期望，还能及时调整教学策略，以更好地满足学员的学习目标。通过对反馈的系统分析，瑜伽教练可以识别出教学中的优点和不足，进而制订针对性的改进计划。这种以学员为中心的反馈机制确保了教学的持续改进和学员的满意度提升。

为了确保反馈的客观性和有效性，实施匿名反馈机制显得尤为重要。匿名性鼓励学员真实表达对瑜伽教练的看法，而不必担心可能产生的负面影响。通过这种方式，瑜伽教练可以获得更加真实和有价值的反馈信息。这种机制不仅有助于提高教学质量，还能增强学员对商业健身机构的信任感和忠诚度。匿名反馈的实施需要商业健身机构在技术上提供支持，同时也需要在文化上营造一种开放和包容的氛围，以鼓励学员参与反馈。

学员反馈会议是进一步提升沟通效果的有效手段。通过定期邀请学员参与讨论，瑜伽教练可以直接了解学员的学习体验和建议。这种面对面的交流为师生之间的沟通搭建了一座桥梁，促进了二者相互理解和信任。同时，反馈会议也为学员提供了一个表达个人观点的平台，使他们感受到自己的声音被重视。这种互动不仅有助于提升教学质量，还能增强学员的参与感和责任感，从而提高整体学习效果。

反馈分析工具的使用，使得对收集到的学员意见进行系统性分析成为可能。通过这些工具，商业健身机构能够更加精准地识别出教学中的优点和不足，并制订出相应的改进计划。这种数据驱动的反馈机制，不仅提高了反馈的效率，还增强了改进措施的科学性和针对性。通过对反馈数据的深入分析，瑜伽教练可以更好地理解学员的需求，进而优化教学内容和方法，提高教学的有效性。

建立瑜伽教练与学员之间的反馈互动平台，是提升教学针对性和有效性的关键。通过这种平台，瑜伽教练可以根据学员的反馈进行个性化调整，以满足不同学员的学习需求。这种互动平台不仅促进了瑜伽教练与学员之间的沟通，还增强了教学的灵活性和适应性。通过实时的反馈和调整，瑜伽教练能够更好地引导学员的学习过程，提升学员的学习体验和成果。这种双向互动的反馈机制，为商业健身机构的瑜伽教练培训提供了持续改进的动力。

四、师资团队内部交流与外部合作的机制建设

（一）内部研讨会组织

在商业健身机构中，组织内部研讨会是一项至关重要的活动。内部研讨会不仅为瑜伽教练提供了一个交流经验的平台，还促进了教学方法的分享。通过开展定期的内部研讨会，瑜伽教练可以在轻松的环境中分享他们在教学中遇到的挑战和取得的成功经验。这种交流能帮助瑜伽教练更好地理解不同的教学风格和策略，从而提升整体的教学质量。此外，内部研讨会的组织也有助于增强团队的凝聚力，使瑜伽教练在彼此的支持下共同成长。

邀请行业专家进行专题讲座是内部研讨会的重要组成部分。通过这种方式，瑜伽教练能够获得最新的瑜伽教学理念和技术知识。这不仅拓宽了他们的视野，也使他们能够在教学中引入更为先进的理念和方法。专家讲座通常涵盖最新的研究成果和行业趋势，可以帮助瑜伽教练们保持专业上的前沿性。通过这样的学习，瑜伽教练能够更加自信地应对教学中遇到的各种问题，并在实践中不断创新。

为了使内部研讨会更具针对性，设立明确的研讨会主题是非常必要的。通常情况下，这些主题会围绕特定的教学挑战或学员需求展开。例如，可以针对初学者教学、特殊人群的瑜伽训练等主题进行深入讨论。这种主题导向的研讨

会有助于瑜伽教练集中精力解决实际教学中遇到的问题，并探索出更有效的解决方案。通过这样的深入探讨，瑜伽教练不仅能提高自身的教学能力，也能为学员提供更优质的服务。

（二）外部专家合作

在商业健身机构的瑜伽教练培训中，外部专家合作是提升师资队伍专业水平的重要策略。建立与行业内知名瑜伽教师和专家的合作关系，不仅有助于获得最新的教学理念和技术支持，还能为培训课程注入新鲜的视角和创新的思维方式。这种合作关系的建立，需要商业健身机构主动识别并联系领域内的权威人士，确保他们的参与能够为课程设计和教学质量带来实质性的提升。通过专家的经验分享和专业指导，商业健身机构可以更好地把握行业趋势和学术前沿动态，从而在竞争激烈的市场中保持教学内容的先进性和实用性。

邀请外部专家参与课程设计和评估是确保培训内容符合行业标准和学员需求的关键步骤。外部专家的参与不仅能够为课程内容的科学性和前瞻性提供保障，还能通过独立的视角对课程设置提出中肯的建议。在评估过程中，专家通常会结合自身的丰富经验和对行业发展的深刻理解，提出建设性的反馈意见。这些意见对于课程的优化和改进至关重要，能够帮助商业健身机构在教学内容上保持高质量和高标准，可以确保学员在培训中获得最佳的学习体验进而提升相关技能。

定期举办外部专家主讲的工作坊和讲座是促进瑜伽教练专业知识更新和技能提升的重要途径。这些活动不仅为瑜伽教练提供了与行业顶尖人士直接交流和学习的机会，还能激发他们对自身职业发展的思考和规划。通过参与这些高水平的学术活动，瑜伽教练能够及时掌握行业最新动态和前沿技术，从而在实际教学中应用新的理念和方法。这种持续的学习和自我提升，不仅有助于瑜伽教练个人职业发展的长远规划，也为商业健身机构整体教学质量的提升奠定了坚实基础。

与专业商业健身机构或认证组织合作，为瑜伽教练提供资格认证和进阶培训课程，是提升师资权威性和认可度的有效方式。通过与这些权威组织的合作，瑜伽教练能够获得更具行业影响力的认证资格，从而在职业生涯中获得更多的发展机会。这种合作还可以为瑜伽教练提供更为系统和全面的进阶培训课程，帮助他们在专业领域不断深造和提升。认证和进阶培训不仅是对瑜伽教练个人能力的认可，也是对商业健身机构整体教学水平的背书，有助于增强学员对课程的信任感和满意度。

（三）经验分享平台

在商业健身机构中，建立一个经验分享平台对于提升瑜伽教练的整体教学水平至关重要。通过这种平台，瑜伽教练可以分享他们的知识和经验，形成一个互助学习的环境。经验分享平台不仅是一个交流的渠道，还是一个提升团队整体素质的工具。它鼓励瑜伽教练积极参与讨论，分享他们在教学中遇到的挑战和解决方案，从而促进个人和集体的成长。

为了进一步促进瑜伽教练之间的交流与合作，开发一个在线论坛是一项有效的措施。这个论坛为瑜伽教练提供了一个讨论和提问的空间，使他们能够随时随地交流想法和经验。在线论坛的存在不仅增强了团队的协作能力，还提供了一个支持的网络，使瑜伽教练在遇到困难时能够得到及时的帮助和建议。通过这种方式，瑜伽教练可以在相互学习中不断提升自己的专业能力。

此外，创建一个资源库也是经验分享平台的重要组成部分。这个资源库可以整理和分享优秀的教学材料、视频和文献，为瑜伽教练提供丰富的学习资源。这些资源不仅有助于瑜伽教练提高教学质量，也为他们提供了创新教学方法的灵感。资源获取方便，瑜伽教练可以更有效地准备课程，提升学员的学习体验。

五、师资能力提升效果的评估与持续改进策略

（一）评估指标设定

评估指标设定是确保商业健身机构瑜伽教练培训师资能力提升的基础。教学能力的评估是核心，涵盖对学员个体需求的适应性和课程内容的传达效果。瑜伽教练须具备灵活调整课程以满足不同学员需求的能力，确保每位学员都能在课程中获得最大化的学习效果。这不仅要求瑜伽教练具备扎实的瑜伽专业知识，还须具备高超的沟通技巧，以便清晰地传达课程内容。同时，评估指标还应包括瑜伽教练在课堂管理与氛围营造方面的能力。一个优秀的瑜伽教练应能够通过有效的课堂管理策略，营造积极的学习氛围，提高学员的参与感和整体学习体验。这需要瑜伽教练具备敏锐的观察力和灵活的应变能力，以便在课堂中及时调整教学策略，激发学员的学习动力。

此外，瑜伽教练对学员反馈的收集与分析能力也是评估的重要组成部分。

通过系统化地收集学员反馈，瑜伽教练可以识别教学中的不足，并据此进行持续改进。这种能力不仅反映了瑜伽教练对教学质量的重视程度，也体现了他们在教学过程中追求卓越的态度。为了确保教学过程的安全性，瑜伽教练在应对突发情况及学员健康问题时的应急反应能力评估同样不可或缺。瑜伽教练须具备快速识别并处理突发健康问题的能力，以确保在紧急情况下能够迅速地采取有效措施，保障学员的安全。这不仅要求瑜伽教练具备丰富的实践经验，还要求教练具备良好的心理素质和决策能力。

对瑜伽教练的职业道德与服务意识的评估是确保其在职业生涯中保持高标准的重要因素。评估应包括对学员隐私的尊重和诚实守信的职业操守。瑜伽教练需在教学过程中展现出高水平的职业道德，确保学员的个人信息和隐私得到妥善保护。同时，瑜伽教练还需展现出对学员的关怀和服务意识，始终以学员的需求为中心，提供优质的教学服务。通过全面的评估指标设定，可以为商业健身机构瑜伽教练培训的师资队伍建设提供科学依据，推动瑜伽教练专业能力的持续提升。

（二）反馈与改进流程

在商业健身机构的瑜伽教练培训中，反馈与改进流程扮演着至关重要的角色。通过建立定期的瑜伽教练自评机制，瑜伽教练能够持续反思自身的教学方法和效果，从而识别需要改进的领域。这种自我反思不仅有助于提升瑜伽教练的个人能力，也推动了整个培训体系的进步。自评机制要求瑜伽教练定期记录和分析其教学经历，评估教学目标的实现程度，并根据反馈调整教学策略，以更好地满足学员的需求。这一过程强调了瑜伽教练的自我驱动和持续学习的能力，是提升教学质量的关键环节。

实施学员满意度调查是反馈与改进流程中的另一重要组成部分。通过系统收集学员对课程内容和教学风格的反馈，商业健身机构能够及时调整教学策略，确保课程的有效性和吸引力。满意度调查不仅关注学员对课程内容的满意度，还包括对瑜伽教练教学风格、课程安排及学习环境的评价。通过对这些反馈的深入分析，商业健身机构可以识别教学中的优点和不足，并制订针对性的改进计划。这种以学员为中心的反馈机制，确保了教学过程的透明度和开放性，促进了教学质量的持续提升。

数据分析工具在反馈与改进流程中发挥着重要作用。利用这些工具，商业健身机构可以对收集的反馈信息进行系统分析，识别教学中的优缺点，并制订针对性的改进计划。数据分析不仅可以揭示出表面的问题，还能深入挖掘潜在的教学瓶颈，为瑜伽教练提供具体的改进建议。这种以数据为基础的分析方法，提高了反馈的准确性和实用性，为瑜伽教练的专业发展提供了坚实的基础。同时，数据分析也为商业健身机构的决策提供了科学依据，确保改进措施的有效实施。

（三）持续学习计划

在商业健身机构中，瑜伽教练的持续学习计划是确保其专业能力不断提升的关键。建立个人学习档案是这一计划的重要组成部分。通过记录每位瑜伽教练的学习进度和培训成果，商业健身机构可以为瑜伽教练制订更为精准的职业发展规划。这不仅有助于瑜伽教练明确自身的发展方向，也为商业健身机构在人才培养上提供了数据支持。通过系统化的记录，瑜伽教练可以更清晰地了解自己的成长轨迹，并在此基础上制定更高的职业目标。

为了提升瑜伽教练的综合素质，定期安排跨学科的学习活动是不可或缺的。这些活动不仅限于瑜伽本身，还应包括心理学、营养学等相关领域的课程。通过这样的安排，瑜伽教练能够在更广泛的知识背景下理解和教授瑜伽。这种多元化的学习不仅丰富了瑜伽教练的知识体系，也提升了他们在实际教学中的适应能力和创新能力。跨学科的学习还可以激发瑜伽教练的学习兴趣，促使他们在不同领域中探索更多可能性。

开发在线学习模块是满足瑜伽教练个性化学习需求的有效方式。在线学习提供了灵活的学习时间和多样化的学习内容，使瑜伽教练可以根据自己的时间对安排和学习需求进行选择。这种学习方式不仅打破了时间和空间的限制，也为瑜伽教练提供了更多的学习资源和机会。通过在线平台，瑜伽教练可以随时获取最新的行业动态和教学方法，从而不断地更新自己的知识储备。

设立学习小组是促进教练之间知识分享和经验交流的重要策略。通过小组学习，瑜伽教练可以在平等的环境中探讨教学中的问题和心得，取长补短。这种互动不仅增强了瑜伽教练之间的团队凝聚力，也提升了整体的教学质量。小组学习还可以激发瑜伽教练的创新思维，促使他们在教学中尝试新的方法和技巧。

第三节　商业健身机构瑜伽教练培训师资队伍的激励机制与管理模式

一、师资队伍激励机制的设计原则与目标

（一）激励机制设计原则

在商业健身机构的瑜伽教练培训中，激励机制设计原则扮演着至关重要的角色。一个有效的激励机制应以结果导向为核心，这意味着瑜伽教练的努力和成果需要能够直接反映在其奖励和晋升上。在这一原则下，商业健身机构应设计一套明确的绩效评估体系，以确保瑜伽教练的工作表现能够被客观地衡量。通过设定明确的目标和标准，商业健身机构可以帮助瑜伽教练将其日常努力与长远职业发展相结合，从而激发其工作的主动性和创造性。此外，结果导向的激励机制还需要与市场需求和客户反馈紧密结合，以确保瑜伽教练的培训内容和方式能够与时俱进，进而满足会员的多样化需求。

在设计激励机制时，关注瑜伽教练的个人发展与职业成长同样至关重要。商业健身机构应提供多样化的培训和进修机会，以促进瑜伽教练的专业能力提升。这不仅有助于提高瑜伽教练的教学质量，也能增强其职业成就感和忠诚度。通过定期举办专业技能培训、邀请业内专家举办讲座和工作坊，商业健身机构可以帮助瑜伽教练不断更新知识，掌握最新的瑜伽教学方法和理念。此外，个性化的职业发展规划也是激励机制中的重要一环，商业健身机构应根据瑜伽教练的兴趣和特长，提供量身定制的成长路径和晋升机会。

激励机制的设计还应当建立在公平与透明的基础上，确保所有瑜伽教练在评估和奖励过程中享有平等的机会与待遇。这一原则要求商业健身机构在制定激励政策时，需明确奖励标准和晋升条件，并确保这些信息对所有瑜伽教练公开透明。公平的竞争环境不仅能提高瑜伽教练的工作积极性，也有助于营造良好的工作氛围，减少内部矛盾和不满情绪。为了实现这一目标，商业健身机构可以定期进行内部审计和反馈收集，确保激励机制的实施过程公开、公正，并

及时调整不合理的环节。

激励机制应结合团队合作与集体目标，鼓励瑜伽教练之间的协作与支持，以增强团队的凝聚力和整体效能。在商业健身机构中，团队合作是实现高效运营和优质服务的关键。通过设计团队导向的激励措施，如团队绩效奖励、集体荣誉评选等，商业健身机构可以促进瑜伽教练之间的沟通与协作，打破部门壁垒，形成互助互信的工作环境。鼓励团队内部的经验分享和教学互助，不仅能提升整体教学水平，也能为学员提供更加多元化的健身体验，从而提升商业健身机构的市场竞争力。

（二）激励机制设计目标

在商业健身机构的瑜伽教练培训中，激励机制设计目标扮演着至关重要的角色，其核心在于激发瑜伽教练的内在动力和提升其职业满意度。激励机制的设计目标应明确鼓励瑜伽教练积极参与专业发展。通过提供多样化的培训和进修机会，瑜伽教练能够不断更新和提升其教学技能和专业知识。这不仅有助于个人职业生涯的发展，还能提高整体教学质量，进而增强商业健身机构的市场竞争力。

此外，激励机制需设定明确的绩效指标，以确保瑜伽教练的业绩与激励措施直接挂钩。这种关联性能够激发瑜伽教练的工作热情和积极性，使他们在教学中投入更多的精力，激发其创新思维。通过量化的指标，瑜伽教练可以清晰地了解自身的工作表现和进步空间，从而在追求个人目标的同时，也为商业健身机构的发展贡献力量。

在团队合作方面，激励机制应促进瑜伽教练之间的协作与知识分享。通过鼓励团队合作，可以提升整体教学质量和团队凝聚力。知识分享不仅能够提升瑜伽教练的教学水平，还能形成一个互助互利的工作环境，推动集体智慧的产生和应用。这种团队协作的氛围，有助于营造积极向上的教学环境，使瑜伽教练在互相学习中共同成长。

激励机制应关注瑜伽教练的工作满意度，通过合理的薪酬和福利体系，提升瑜伽教练的归属感和忠诚度。合理的薪酬体系不仅是对瑜伽教练工作价值的认可，更是吸引和留住优秀人才的重要手段。通过不断优化薪酬和福利政策，商业健身机构能够有效提升瑜伽教练的工作满意度，从而增强其对商业健身机构的认同感和忠诚度，最终实现个人与商业健身机构的双赢。

二、物质激励与精神激励相结合的激励模式

（一）物质激励方式

在商业健身机构的瑜伽教练培训中，物质激励扮演着重要角色。通过提供基于业绩的奖金制度，商业健身机构能够有效激励瑜伽教练根据学员的反馈和课程参与度来获得额外的经济奖励。这种激励机制不仅能够提高瑜伽教练的教学积极性，还能促使他们更加关注学员的学习体验和课程效果。此外，设立年度表现奖项，表彰在教学质量、学员满意度和团队合作方面表现突出的瑜伽教练，可以进一步提升瑜伽教练的职业荣誉感。这种荣誉感不仅能增强瑜伽教练的工作满意度，还能激励其他瑜伽教练努力提升自己的教学水平，从而形成良性竞争的氛围。

灵活的薪酬结构是物质激励方式中的另一个重要组成部分。通过结合基本工资与业绩提成，商业健身机构能够确保瑜伽教练的收入与其实际贡献直接挂钩。这种薪酬结构不仅能增强瑜伽教练的工作动力，还能吸引和留住高水平的瑜伽教练人才。为了进一步支持瑜伽教练的职业发展，商业健身机构还可以提供职业发展资金，鼓励瑜伽教练参加外部培训、认证和专业会议。这种支持不仅能促进瑜伽教练的持续学习和职业成长，还能提升整个培训团队的专业水平和竞争力。此外，实施员工福利计划，如健康保险、假期和员工折扣等，也能显著增强瑜伽教练的工作满意度和归属感。

在物质激励方式的实施过程中，商业健身机构需要注意激励措施的公平性和透明度。只有在公平的基础上实施激励措施，才能真正激发瑜伽教练的积极性和创造力。为此，商业健身机构应建立明确的绩效评估标准，并定期对瑜伽教练的工作表现进行评估和反馈。这不仅能帮助瑜伽教练明确自身的优势和不足，还能为他们提供改进和提升的方向。此外，商业健身机构还应鼓励瑜伽教练之间的沟通与合作，通过团队建设活动促进瑜伽教练之间的相互学习和支持。只有在一个和谐、互助的工作环境中，瑜伽教练才能充分发挥其潜力，为学员提供更优质的培训服务。

（二）精神激励方式

在商业健身机构的瑜伽教练培训中，精神激励方式是提升瑜伽教练团队凝聚力和工作积极性的重要策略。精神激励不仅关注物质奖励，更强调满足瑜伽教练的心理需求和职业成就感。建立瑜伽教练荣誉墙是精神激励的一种有效方式。通过定期展示优秀瑜伽教练的成就和贡献，商业健身机构可以增强瑜伽教练的职业自豪感和归属感。这种认可不仅能激励当前的瑜伽教练，也为新加入的成员树立了榜样，使他们更加努力地追求卓越。

定期举办瑜伽教练分享会是促进团队学习与支持的重要举措。这些分享会为瑜伽教练提供了一个交流平台，鼓励他们分享成功经验与教学心得。在这样的环境中，瑜伽教练可以互相借鉴，提高教学水平，同时也能增强团队的凝聚力。通过分享会，瑜伽教练之间的关系更加密切，形成了一个互助互信的团队氛围，这对于提升整个商业健身机构的教学质量具有重要意义。

设立瑜伽教练成长故事征集活动是激励瑜伽教练职业追求的创新方式。通过鼓励瑜伽教练记录和分享个人职业发展的故事，商业健身机构不仅能激发瑜伽教练的职业热情，也能为其他瑜伽教练提供灵感和动力。这种活动展示了不同瑜伽教练在职业生涯中的成长轨迹，鼓励他们不断追求更高的职业目标，同时也为商业健身机构营造了积极向上的文化氛围。

组织团队建设活动是增强瑜伽教练之间情感联系与团队协作的有效途径。这些活动为瑜伽教练提供了放松和交流的机会，帮助他们在轻松的环境中增进了解和信任。通过团队建设活动，瑜伽教练的合作能力和团队精神得到了提升，整体工作氛围更加融洽，凝聚力也得到了显著增强，这对于提高工作效率和教学效果至关重要。

（三）激励模式的结合策略

在商业健身机构中，构建有效的激励模式需要综合考虑物质激励与精神激励的结合策略。建立健全的绩效评估体系是至关重要的一步。通过科学、客观的评估方法，确保瑜伽教练在各项指标上的表现得到公正的评价。这不仅为激励措施提供了可靠的依据，还能激发瑜伽教练的工作热情和积极性。评估体系应涵盖瑜伽教练的教学质量、学员满意度、个人成长等多个维度，以全面反映瑜伽教练的综合能力和贡献。通过定期的评估反馈，瑜伽教练可以清晰地了解自身的优势与不足，从而有针对性地进行自我提升。

设立多样化的职业发展通道是激励模式的重要组成部分。商业健身机构应根据瑜伽教练的个人兴趣与专长，提供不同的成长路径。这不仅可以满足瑜伽教练的职业发展需求，还能激发他们的内在动力。例如，瑜伽教练可以选择专注于教学技能的提升，或者参与管理岗位的培训。这样的灵活性不仅有助于瑜伽教练找到最适合自己的发展方向，也能增强其对商业健身机构的归属感和忠诚度。此外，多样化的职业发展通道还可以促进瑜伽教练之间的良性竞争，推动整个团队的进步。

团队建设活动在激励模式中同样扮演着关键角色。定期开展团队建设活动，可以有效地增强团队的凝聚力和协作精神。这些活动不仅为瑜伽教练提供了放松和交流的机会，还能促进他们之间的相互支持与学习。通过团队建设，瑜伽教练之间可以更好地理解彼此的工作方式和思维模式，从而在实际工作中更加默契地合作。此外，团队建设活动还可以提高瑜伽教练的工作满意度和幸福感，从而间接地提升其工作效率和教学质量。

结合瑜伽教练的个人发展目标与商业健身机构的整体战略，制订个性化的激励方案，是实现激励模式有效性的最终保障。个性化的激励方案需要充分考虑瑜伽教练的个人需求和商业健身机构的发展方向，以确保激励措施的针对性与有效性。通过这种方式，瑜伽教练不仅能在职业发展中获得更多支持，还能在实现个人目标的同时，为商业健身机构的发展做出更大贡献。个性化的激励方案强调因材施教，尊重瑜伽教练的个体差异，从而实现激励效果的最大化。

三、师资队伍的职业发展通道与晋升机制

（一）职业发展路径规划

在商业健身机构中，构建明确的职业发展路径是确保瑜伽教练能够在职业生涯中不断成长的关键。通过制定详细的职业发展路径，包括初级瑜伽教练、中级瑜伽教练和高级瑜伽教练的晋升标准，瑜伽教练能够清晰地了解自己的成长方向和目标。这不仅有助于提升瑜伽教练的职业认同感，还能激励他们不断追求更高的专业水平。职业发展路径规划应考虑到瑜伽教练在不同阶段的能力要求和成长需求，帮助他们在职业生涯中获得持续的进步和发展。

为了进一步支持瑜伽教练的职业成长，商业健身机构应提供多样化的职业发展机会。这些机会不仅局限于传统的教学岗位，还包括参与课程设计、教学管理等角色。通过拓展瑜伽教练在不同领域的职业技能，他们能够在更广泛的范围内发挥自己的潜力。这种多样化的职业发展路径，不仅能够满足瑜伽教练个人的职业发展需求，也能为商业健身机构培养出具有多元化能力的综合型人才，从而提升整体的竞争力和市场影响力。

建立瑜伽教练专业认证体系是提升瑜伽教练专业水平和市场竞争力的重要手段。通过鼓励瑜伽教练获得更高级别的认证，商业健身机构不仅能够确保瑜伽教练具备更高的专业素养，还能为他们提供明确的职业发展目标。认证体系应涵盖不同级别的专业能力要求，并与国际标准接轨，以保证瑜伽教练的专业水平能够得到广泛认可。这种认证体系不仅是对瑜伽教练专业能力的肯定，也是他们在职业生涯中不断进步的动力源泉。

瑜伽教练导师制度的设立是促进知识传承与职业成长的重要举措。通过让资深瑜伽教练指导新手瑜伽教练，不仅能够有效地传承经验和技能，还能增强团队的整体素质。这种导师制的实施，有助于新手瑜伽教练更快地适应工作环境，提升教学能力，同时也为资深瑜伽教练提供了展示和提升自身领导力的机会。通过这种方式，商业健身机构能够形成良好的学习氛围，促进瑜伽教练之间的合作与交流，从而提升整体的教学质量和团队凝聚力。

（二）晋升机制设计

在商业健身机构中，设计合理的晋升机制是确保瑜伽教练职业发展和商业健身机构可持续发展的重要环节。晋升机制的设计需要建立在明确的标准基础上，这些标准包括教学能力、学员反馈和专业认证等方面。通过清晰的晋升标准，瑜伽教练可以明确自身的发展路径，进而激发他们的职业热情和工作动力。此外，明确的晋升标准也有助于提升商业健身机构的整体教学质量和市场竞争力。教学能力是晋升的重要考量因素，瑜伽教练需展示出色的教学技巧和对学员的引导能力。学员反馈则是对瑜伽教练教学效果的直接反映，积极的反馈有助于瑜伽教练的职业晋升。专业认证则是瑜伽教练专业水平的体现，获得相关认证的瑜伽教练在晋升中更具竞争力。

定期的晋升评估周期是晋升机制中不可或缺的一部分。通过设立定期的评估周期，商业健身机构可以对瑜伽教练的表现和发展目标进行全面的审视和分析。这种综合评估不仅有助于确保晋升过程的公平性与透明度，还能使瑜伽教练清晰地了解自己的优势与不足，为未来的发展做好规划。评估周期的设定需要考虑到瑜伽教练的职业发展阶段和个人目标，以便为每位瑜伽教练提供最适合的反馈和发展建议。公平透明的评估机制有助于增强瑜伽教练对商业健身机构的信任感和归属感，从而提升团队的整体凝聚力。

多样化的晋升机会是满足瑜伽教练职业发展需求的关键举措。商业健身机构可以为瑜伽教练提供不同的职业发展角色，如教学管理、课程设计等，以适应瑜伽教练的多元化需求和个人兴趣。这不仅为瑜伽教练提供了更广阔的职业发展空间，也为商业健身机构培养了多才多艺的复合型人才。通过多样化的晋升通道，瑜伽教练可以根据自己的兴趣和特长选择适合的发展方向，进而在职业生涯中不断获得新的成就感和满足感。这种多元化的职业发展模式有助于提升瑜伽教练的职业忠诚度和工作积极性。

实施导师制度是促进瑜伽教练职业成长的重要策略。资深瑜伽教练作为导师，可以为新手瑜伽教练提供宝贵的经验分享和专业指导，帮助他们更快地适应工作环境并提升教学能力。这种知识传承不仅有助于新手瑜伽教练的职业成长，也能增强团队的凝聚力和合作精神。导师制度的实施需要商业健身机构的支持和资源的投入，以确保导师和新手瑜伽教练之间的互动和交流能够顺利进行。通过这种制度，商业健身机构能够有效地培养出一支具有高水平教学能力和团队合作精神的瑜伽教练队伍。

个性化的职业发展计划是帮助瑜伽教练实现职业目标的有效手段。根据瑜伽教练的个人优势和职业目标，商业健身机构可以提供量身定制的培训计划与发展资源。这种个性化的支持有助于瑜伽教练在职业生涯中不断进步，提升专业能力和教学水平。职业发展计划的制订需要充分考虑瑜伽教练的个人需求和发展潜力，以提供最具针对性的支持和资源。通过个性化的发展计划，瑜伽教练能够更清晰地规划自己的职业发展路径，从而在职业生涯中不断获得新的突破和成就。

（三）职业发展支持措施

在商业健身机构的瑜伽教练培训中，职业发展支持措施扮演着至关重要的角色。为了帮助瑜伽教练掌握最新的瑜伽教学技巧和行业动态，商业健身机构应提供定期的职业发展培训课程。这不仅能够提升瑜伽教练的专业素养，还能使他们在快速变化的行业中保持竞争力。通过这些课程，瑜伽教练可以深入了解瑜伽教学的新趋势、新技术和新方法，从而在教学实践中应用这些知识，提高教学质量并满足学员的多样化需求。此外，这些培训课程还可以涵盖行业的法律法规、市场营销策略等内容，帮助瑜伽教练在职业生涯中更加全面地发展。

建立瑜伽教练导师制度是推动职业发展的另一项有效措施。经验丰富的瑜伽教练通过指导新手瑜伽教练，不仅可以促进知识传承，还能帮助新手瑜伽教练更快地适应工作环境和教学要求。导师制度提供了一个平台，让新手瑜伽教练在日常工作中得到及时的指导和反馈，从而提高教学能力和职业素养。通过这种方式，不仅能增强瑜伽教练团队的凝聚力，还能为商业健身机构培养出更多高水平的瑜伽教练。此外，导师制度还能激励资深瑜伽教练不断地提升自身能力，以便更好地指导他人，实现个人与团队的共同成长。

设立瑜伽教练职业发展咨询服务是支持瑜伽教练职业发展的又一关键措施。通过专业的咨询服务，瑜伽教练可以制订个人发展计划，明确职业目标和成长路径。这种个性化的指导能够帮助瑜伽教练在职业生涯中合理规划，避免盲目发展带来的困惑和挫折。咨询服务还可以帮助瑜伽教练识别自身的优势和不足，制订切实可行的改进方案，从而在职业道路上稳步前进。通过这样的支持，瑜伽教练可以更加自信地面对职业挑战，并在实现个人目标的同时，为商业健身机构的发展做出更大贡献。

提供参与行业交流和专业会议的机会，是鼓励瑜伽教练拓展人脉和获取行业内最新信息与资源的重要举措。行业交流和专业会议不仅是获得前沿知识的平台，还是瑜伽教练展示自我、建立专业网络的良机。通过参与这些活动，瑜伽教练可以与国内外同行进行深入交流，分享经验和见解，从而开阔视野，激发创新思维。这种交流还能帮助瑜伽教练了解行业的未来趋势和发展方向，进而在教学中融入更具前瞻性的理念和方法，提升教学效果和学员满意度。

四、师资队伍的管理模式与团队文化建设

（一）管理模式类型

在商业健身机构的瑜伽教练培训中，管理模式的选择和实施是关键因素之一。以瑜伽教练为中心的管理模式在现代商业健身机构中备受推崇。通过定期的反馈机制和评估体系，可以确保瑜伽教练在教学质量和专业发展方面得到持续提升。瑜伽教练在日常工作中不仅需要关注学员的进步，还需要通过自我反思和外部反馈不断提升自己的教学能力。这种管理模式强调个体的成长和发展，

鼓励瑜伽教练在专业领域内不断探索和创新，以达到更高的教学标准。

团队协作管理模式则注重瑜伽教练之间的知识分享与经验交流。在这种模式下，商业健身机构通过组织定期的研讨会和交流活动，鼓励瑜伽教练分享各自在教学中的成功经验和面临的挑战。这不仅增强了团队的凝聚力，也提升了整体效能。通过互相学习，瑜伽教练能够在短时间内掌握更多的教学技巧和方法，从而在教学实践中更加游刃有余。此外，这种模式还促进了团队成员之间的信任和合作，使团队在面对复杂问题时能够集思广益，找到最佳解决方案。

目标导向管理模式强调根据商业健身机构的整体战略目标和瑜伽教练的个人发展目标，制订相应的激励措施与支持计划。这种模式要求商业健身机构在制订战略规划时，不仅要考虑市场需求，还要充分考虑瑜伽教练的职业发展路径。通过设定明确的目标和奖励机制，激励瑜伽教练在教学和自我提升方面不断努力。商业健身机构还可以通过提供培训和发展机会，支持瑜伽教练实现个人目标，与商业健身机构的长远发展保持一致。这种模式有效地将个人目标与商业健身机构目标结合起来，实现双赢。

灵活性管理模式在快速变化的市场环境中尤为重要。商业健身机构必须依据市场需求和学员反馈，及时调整课程内容和教学方法，以适应行业变化和学员需求。这种模式要求商业健身机构具备高度的敏捷性和适应性，能够在短时间内做出决策并实施变革。通过不断调整和优化课程设置，商业健身机构不仅能够保持竞争力，还能为学员提供更为贴合需求的优质服务。这种模式也鼓励瑜伽教练在教学中保持开放的心态，积极接受新事物和新方法。

持续改进管理模式通过定期的自评和外部评估，确保瑜伽教练的教学能力与服务质量不断提高。商业健身机构可以通过建立完善的评估体系，定期对瑜伽教练的教学进行评估和反馈，帮助瑜伽教练识别自身的优势和不足。通过这样的持续改进，瑜伽教练能够在教学中不断进步，提供更高质量的课程服务。同时，外部评估的引入也为商业健身机构提供了客观的视角，帮助其发现潜在的问题和改进的方向。这种模式强调在不断地反馈和改进中追求卓越，确保商业健身机构在竞争激烈的市场中立于不败之地。

（二）团队文化建设要素

在商业健身机构的瑜伽教练培训中，团队文化建设是师资队伍管理模式中的重要组成部分。团队文化建设的要素包括多个方面，首先是建立开放沟通的文化。开放沟通的文化能够促进团队成员之间的信任和理解，鼓励瑜伽教练在团队中自由表达意见和建议。这种文化不仅能提升瑜伽教练的创新能力，还能推动整个团队的改进和发展。开放沟通的环境可以通过定期的会议、意见箱或在线平台等方式实现，使每位瑜伽教练都能感受到自己的声音被听到和重视。

倡导互助合作的精神是团队文化建设的另一个关键要素。在一个互助合作的团队中，瑜伽教练能够共享教学经验和资源，这对于提升团队的整体素质至关重要。通过分享，瑜伽教练可以学习彼此的成功经验，避免重复犯错，从而提高教学质量和效率。互助合作的精神还可以通过组织研讨会、工作坊和小组讨论等方式来培养，这些活动可以为瑜伽教练提供一个交流和学习的平台，促进彼此之间的合作与成长。

定期的团队建设活动是增强瑜伽教练之间信任与情感联系的重要手段。通过这些活动，瑜伽教练可以在轻松愉快的氛围中增进了解，建立更深的情感纽带。这种信任和情感联系不仅能够提升团队的凝聚力，还能在工作中形成更加默契的合作关系。团队建设活动可以是户外拓展、文体活动或是简单的聚会，这些活动能够有效地打破瑜伽教练之间的隔阂，促进团队内部的和谐与团结。

多样性与包容性在团队文化建设中也扮演着重要角色。尊重不同背景和风格的瑜伽教练，有助于形成一个多元化的教学环境。多样性不仅丰富了教学内容和方法，还能激发团队的创新力和适应力。在这样的环境中，瑜伽教练能够从不同的视角看待问题，提出更多元化的解决方案。包容性的文化可以通过制定公平的政策和提供平等的机会来实现，确保每位瑜伽教练都能在团队中发挥自己的潜力。

积极的反馈文化是促进个人和团队持续成长的重要因素。在一种积极的反馈文化中，学员能够进行建设性的反馈。这种反馈不仅能够帮助瑜伽教练了解自己的优势和不足，还能为他们的职业发展提供指导和支持。通过反馈，瑜伽教练可以不断调整和改进自己的教学方法，提高教学效果。积极的反馈文化还可以通过定期的评估和反馈来实现，确保瑜伽教练能够及时地获得有价值的信息和建议。

（三）管理与文化的融合策略

在商业健身机构的瑜伽教练培训中，管理与文化的融合策略是提升团队效能的关键。管理与文化的融合不仅是简单的制度设立，更是通过一系列策略将团队文化深植于管理实践中。通过建立跨部门的沟通机制，确保瑜伽教练团队与管理层之间的信息流通，能够显著提高决策的透明度和效率。这种机制不仅有助于快速解决问题，还能在组织内部形成良好的沟通氛围，减少信息不对称带来的误解和矛盾。

在团队文化建设中，倡导文化认同是不可或缺的一环。通过组织团队活动和传播共同的价值观，可以增强瑜伽教练对商业健身机构目标的认同感和归属感。这种文化认同不仅体现在日常的工作中，更在于瑜伽教练对商业健身机构长远发展的支持和投入。通过文化认同，瑜伽教练能够更好地理解和执行商业健身机构的战略目标，从而在教学和服务中体现出更高的专业性和责任感。

为了持续优化教学质量与团队协作，实施反馈驱动的改进机制显得尤为重要。鼓励瑜伽教练和学员之间的双向反馈，可以帮助识别教学过程中的不足，并及时进行调整和改进。这种机制不仅有助于提高教学质量，还能增进瑜伽教练与学员之间的信任和理解，形成良好的学习氛围。同时，通过反馈机制，管理层也能更准确地掌握团队动态，为决策提供有力支持。

多样化的团队建设活动是提升团队凝聚力和整体效能的重要手段。通过精心设计的活动，促进瑜伽教练之间的互动与合作，使团队成员能够在轻松愉快的氛围中增进了解，建立深厚的情感纽带。这种互动不仅能增强团队的凝聚力，还能激发团队成员的创造力和协作精神，为商业健身机构的发展注入新的活力。

引入激励措施与文化建设相结合的策略，可以有效增强团队的参与感和积极性。通过奖励机制鼓励瑜伽教练参与文化活动，不仅能提升他们的积极性，还能在团队中营造良好的竞争氛围。这种激励措施不仅限于物质奖励，更应注重精神层面的激励，通过表彰和认可，激发瑜伽教练的自豪感和成就感，从而更好地推动文化建设与管理模式的融合。

第五章　商业健身机构瑜伽教练培训的环境与设施建设

第一节　商业健身机构瑜伽教练培训场地的功能规划与设计原则

一、瑜伽培训场地的功能分区与空间布局设计

（一）功能分区原则

在商业健身机构的瑜伽教练培训中，合理的功能分区是提高培训效率和学员满意度的关键。瑜伽培训场地应根据不同课程需求进行功能分区，如基础课程、进阶课程和特殊课程等，以满足多样化的教学目标。基础课程区通常需要较大的空间，以便初学者能够自由移动和进行大幅度的动作，而进阶课程区则可能需要更为私密的环境，以便学员专注于复杂动作的练习和内心的沉静。特殊课程如孕妇瑜伽或老年人瑜伽，可能需要特别设计的设备和辅助工具，以确保安全性和有效性。

场地设计还必须考虑到学员的流动性和安全性。宽敞的通道和合理设置的出入口是必要的，以便学员在不同区域之间顺畅移动，避免拥堵和潜在的安全隐患。尤其在紧急情况下，合理的通道设计可以确保快速疏散，以保障学员的安全。此外，清晰的标识和引导系统也是场地设计中不可或缺的部分，帮助学员迅速地找到所需的课程区域。

为了提升整体培训体验，场地中应设置专门的休息区和更衣室。这些区域为学员提供了在课间的放松与恢复空间，帮助他们在紧张的训练后得到适当的休息。休息区的设计应注重舒适性，可以配备柔软的座椅和温馨的装饰，使学员感到放松和愉悦。更衣室则应提供足够的储物空间和私密性，保障学员的个人物品安全和隐私。

功能分区还需考虑到声学和光线的影响，以确保每个区域的环境适宜瑜伽练习。良好的声学设计可以减少外部噪声的干扰，营造一个安静的学习氛围，

而适宜的光线则能够提升学员的专注力和舒适感。自然光的引入和柔和的人工照明相结合，可以营造出一个温馨而宁静的环境，帮助学员更好地投入瑜伽练习中。通过这些精心设计的功能分区和空间布局，商业健身机构能够为瑜伽教练培训提供一个理想的环境，支持学员的全面发展和教学目标的实现。

（二）空间布局优化

在商业健身机构中，瑜伽教练培训场地的空间布局优化是确保教学效果和学员体验的关键。空间布局不仅影响学员的练习体验，还直接关系到课程的流动性和教学质量。空间布局应充分考虑瑜伽练习的流动性。课程之间的过渡要自然，避免造成干扰，使学员在练习过程中不受外部因素的影响。这就要求设计者在规划时，合理安排每个功能区域的位置，使学员可以在不同课程之间轻松转换，而不必经过拥挤或嘈杂的区域。

光线是影响瑜伽练习氛围的重要因素，因此，在空间布局中，应合理利用自然光和人工照明的结合。自然光有助于提升空间的开放感和舒适度，而人工照明则可以在光线不足的情况下补充照明，确保每个区域的光线效果达到最佳。通过对光线的优化设计，可以营造适宜的练习氛围，提高学员的专注度和舒适感。此外，灯光的色温和亮度也应根据课程的性质进行调整，以适应不同的练习需求。

音响系统在瑜伽培训场地中同样扮演着重要角色。合理的音响布局可以确保每个区域的声音传播均匀，避免回声和杂音的干扰，从而提升教学质量和学员的体验。音响系统的设计应充分考虑场地的声学特性，选择合适的音响设备和布置方式，以保证声音的清晰度和覆盖范围。同时，根据课程的不同需求，音响系统还应具备灵活调节的功能，以适应多样化的教学内容。

为了满足多样化的教学需求和活动形式，空间布局中还应考虑使用可移动的隔断和家具。这样的设计使空间可以根据不同课程和学员人数灵活调整，提供更大的使用弹性。这不仅提高了空间的利用效率，也为学员提供了更为个性化的学习环境。通过灵活的空间调整，商业健身机构可以更好地适应市场变化和学员需求的多样化，提升整体的竞争力和服务水平。

二、场地设计中的自然采光与通风要求

（一）自然采光设计

在商业健身机构中，瑜伽教练培训场地的自然采光设计是提升空间品质和

学员舒适度的重要因素。自然采光应通过大窗户或天窗设计，以引入充足的自然光。这不仅提升了空间的明亮度，还能显著提高学员的舒适感，从而获得更好的教学和练习效果。大窗户或天窗的设计，应充分考虑建筑物的朝向和周边环境，以确保阳光能够有效地进入室内。同时，合理的采光设计可以减少对人工照明的依赖，降低能耗，提高资源的利用效率。

在自然采光设计中，窗户的位置和角度是关键因素。设计师应根据场地的地理位置和建筑朝向，精确计算窗户的最佳位置和角度，以最大限度地利用阳光。这样可以在白天减少对人工照明的需求，从而降低电力消耗，达到节能环保的效果。此外，窗户的设计还应考虑到防眩光的要求，以避免强光直射从而影响学员的视觉舒适度。

为了适应不同时间段和天气条件，场地设计中应采用可调节的窗帘或百叶窗。这些设施可以帮助调节光线强度，创造适宜的练习环境。例如，在阳光充足的中午，窗帘可以适度拉上以减少眩光，而在阴天或傍晚，则可以完全打开以最大化采光。这种灵活的设计不仅提高了场地的使用效率，也为学员提供了一个更加舒适的练习空间。

自然采光设计还应与室内色彩搭配相结合。使用明亮和温暖的色调可以增强光线的反射效果，提升整体空间氛围。墙面和地面的颜色选择应与自然光的特性相协调，以避免色彩过于暗沉或刺眼，从而影响学员的心情和注意力。通过巧妙的色彩搭配，空间不仅显得更加宽敞明亮，也更能激发学员的活力和积极性，提升整体培训效果。

（二）通风系统规划

在商业健身机构的瑜伽教练培训场地中，通风系统规划是确保场地内空气质量的重要环节。通风系统设计应采用自然通风与机械通风相结合的方式，以保证空气的流通和清新。自然通风可以通过设置窗户、通风孔等方式实现，而机械通风则需要安装排风扇、空调等设备。两者结合使用，不仅可以在不同的天气条件下灵活调整，还可以有效降低能耗，提升场地的环保性。

合理设置通风口的位置和数量是确保场地内空气流通的关键。根据场地的使用频率和人员流动情况，通风口应均匀地分布在场地的各个区域，确保每个区域都能有效换气。特别是在人员密集的区域，如瑜伽教室、休息区等，通风口的设置尤为重要，以防止空气滞留，保持空气清新。此外，通风系统的设计还应考虑到场地的整体布局和功能分区，避免因通风不畅而导致某些区域空气质量下降。

在设计通风系统时，使用可调节的通风装置是一个明智的选择。可调节装置可以根据不同的季节和气候条件灵活调整通风强度和方向，满足场地内不同时间段的通风需求。例如，在夏季高温时，可以增加通风量以降低室内温度；而在冬季，则可以减少通风量以保持室内温度。这种灵活性不仅提高了场地的舒适度，还能有效节约能源。

通风系统的噪声控制是设计中不可忽视的因素。瑜伽课程需要一个安静的环境，过高的噪声会影响学员的注意力和练习效果。因此，在选择通风设备时，应优先考虑低噪声产品，并在安装时采取必要的隔音措施。此外，定期维护和保养通风设备，以确保其在运行时始终保持低噪声水平，是维护安静练习环境的有效手段。通过科学合理的通风系统规划，可以为瑜伽教练培训场地提供一个舒适、健康的空气环境。

三、场地空间的可扩展性与多功能性规划

（一）可扩展性设计

在商业健身机构中，瑜伽教练培训场地的可扩展性设计是确保其长期适应性和经济效益的关键因素。场地设计必须考虑到未来扩展的可能性，这意味着在初始建设阶段就需要预留足够的空间和基础设施，以便在需求增加时能够方便地进行扩建或改造。这样的规划不仅能节省未来改造的成本，还能避免因空间不足而导致的业务瓶颈。通过合理的前期设计，场地可以在不影响现有课程的情况下，顺利地进行扩展或调整，从而更好地满足市场需求的变化。

灵活性也是可扩展性设计中不可或缺的部分。选择可灵活调整的设施和设备，如可移动的墙体和可变形的家具，是提高场地使用效率的重要手段。这样的设计允许根据课程需求和学员人数进行快速调整，最大化地利用场地空间。这种灵活性不仅能够支持不同规模的课程，还能适应不同类型的培训活动。对于商业健身机构而言，这种灵活性意味着可以在不增加场地面积的情况下，通过优化空间使用率来增加课程的多样性和频率，从而提升整体运营效益。

在规划阶段，充分考虑不同类型课程的需求是确保场地多功能性的基础。一个设计良好的培训场地应具备适应性空间，以便为未来可能引入的新课程或活动提供支持。这就要求设计者在初期规划时要具备前瞻性的视野，考虑到瑜伽课程的多样化发展趋势，以及可能涉及的其他健康和健身活动。这种前瞻性

的设计不仅提高了场地的利用率，也为商业健身机构在竞争激烈的市场中保持创新和吸引力奠定了坚实的基础。

此外，设计可与外部环境连接，如开放式阳台或庭院，也是一种提升场地多功能性和学员体验的重要策略。这些区域可以在特定活动中扩展使用空间，提供更加开放和互动的环境，增强学员的体验感和互动性。开放的设计不仅有助于营造一种更加自然和放松的学习氛围，还能为商业健身机构举办特殊活动或课程提供单独的场地。通过这样的设计，商业健身机构可以在提升学员满意度的同时，增强其在市场中的竞争力。

（二）多功能区域配置

在商业健身机构的瑜伽教练培训中，多功能区域配置至关重要。这些区域需要具备高度的灵活性，以便能够适应多样化的课程需求。为此，多功能区域应配备可移动的设备和器材，如瑜伽垫、普拉提器械和冥想用具。这种灵活的配置不仅可以支持不同类型的课程，还能在需要时快速调整空间布局，以适应不同的活动形式。这种设计提升了场地的适应性，使瑜伽教练能够根据学员的需求和课程的特点，灵活地调整教学内容和安排，从而提高教学效率和学员的满意度。

多功能区域的设计还应包括交流区的设置。这一空间的设立旨在为学员和瑜伽教练提供一个轻松的互动环境，促进彼此之间的交流与合作。通过这种社交互动，学员不仅可以加深对课程内容的理解，还能在与同伴的交流中获得更多的学习灵感和支持。交流区的存在增强了学习氛围和社区感，使学员在培训过程中感受到归属感和参与感，这对提升培训效果和学员的持续参与度具有重要意义。

此外，多功能区域还应具备举办工作坊和讲座的设施。这些设施的设计需要考虑到不同形式培训活动的需求，例如，配置投影仪、音响设备和舒适的座椅，以便为学员提供良好的学习体验。这种配置不仅能够支持传统的课程教学，还能满足学员对多样化学习形式的需求，如专题讲座和互动工作坊等。通过这种设计，培训商业健身机构可以提供更为丰富的课程内容，吸引更多的学员参与，并提升整体培训质量。

户外活动区域的设置也是多功能区域配置中的一个重要方面。利用自然环境进行瑜伽课程或团体活动，可以显著提升学员的身心体验。户外活动区域的设计应充分考虑自然环境的特点，为学员提供一个放松身心的场所。这种设计不仅丰富了培训内容，还能帮助学员在自然环境中获得更深层次的瑜伽体验，从而提高学员的满意度和长期参与度。通过这些多功能区域的合理配置，商业健身机构可以更好地满足学员的多样化需求，提升整体培训效果。

四、场地设计中的声学处理与隔音措施

（一）声学处理技术

在商业健身机构的瑜伽教练培训场地设计中，声学处理技术扮演着至关重要的角色。采用吸音材料，如声学泡沫和隔音板，是减少场地内回声和杂音干扰的有效措施。这些材料能够显著提升课程的音质效果，使学员在一个清晰而安静的环境中进行练习。吸音材料的选择需考虑其吸声系数、耐用性和环保性，以确保长时间使用的效果和安全性。此外，现代声学处理技术的发展，也为场地设计提供了更多的选择，使吸音材料的应用更加灵活和多样化。

在场地设计中，合理规划声学隔断是确保不同训练区域之间的声音不会相互干扰的关键。通过科学的声学隔断设计，可以有效地维护一个安静的学习环境，避免因声音干扰而导致学员分心或课程质量下降。声学隔断不仅仅是物理上的分隔，它还涉及声波传播路径的分析和控制。通过对声学隔断的精确设计，可以实现声音的有效管理，使每个训练区域都能保持独立而安静的声学环境，从而提高整体培训的效果。

软装饰元素的利用，如地毯和窗帘，也在场地的声学性能提升中发挥了重要作用。这些元素不仅能够降低声波的反射，还能通过吸音和扩散的方式改善声场的均匀性，进一步提高学员的专注度。地毯和窗帘的选择应注重其材质和厚度，以确保在吸音效果与美观性之间取得平衡。软装饰元素的巧妙运用，不仅能提升场地的声学性能，还能营造出一种舒适而温馨的学习氛围，增强学员的学习体验。

设置声学监测系统是确保场地声学环境始终处于最佳状态的有效手段。通过实时评估场地的声学环境，可以及时发现并解决声学问题，确保在不同课程中始终保持最佳的声音传播效果。声学监测系统的应用，能够帮助管理者更好地掌控场地的声学质量，并根据需要进行调整和优化。这种实时监测与调整的能力，使场地的声学环境能够始终适应不同的教学需求，为学员提供一个高质量的学习环境。

（二）隔音材料选择

在商业健身机构的瑜伽教练培训中，隔音材料的选择至关重要，因为良好

的声学环境能够显著提升学员的学习体验。选择高密度吸音材料，如矿棉板或玻璃纤维板等，这些材料因其卓越的吸音性能而被广泛应用于各种声学处理场合。矿棉板和玻璃纤维板能够有效地降低外部噪声的干扰，从而创造一个安静的教学环境，这对于瑜伽课程中的冥想和集中练习尤为重要。通过使用这些高效的吸音材料，商业健身机构可以确保学员在课程中不受外界噪声的干扰，专注于自身的训练和学习。

此外，隔音窗户和门的使用也是提高场地隔音效果的关键措施。采用双层玻璃或配备密封条的窗户和门，可以有效地提高隔音效果，进一步保证课程环境的安静。双层玻璃的设计能够在两个玻璃层之间形成一个隔音层，有效阻挡外部噪声的传入，而密封条则能防止声音通过门窗缝隙进入房间。通过这些措施，商业健身机构可以为瑜伽教练培训课程提供一个更加宁静的空间，帮助学员更好地投入学习和练习中。

墙面和地面的声学处理同样不容忽视。使用专业的隔音地毯或软质材料是提升整体声学性能的有效方法。隔音地毯不仅能吸收声波，还能减少脚步声和其他地面传导噪声的影响，从而为瑜伽教练培训场地提供一个更加安静的环境。软质材料的应用则能进一步增强墙面的吸音效果，降低声音反射，创造一个更为宁静的空间。这些措施共同作用，为学员提供了一个舒适的学习和练习环境。

设计中引入声学屏障，如隔音墙或隔音屏风，可以有效地减少不同区域之间的声音干扰。这些声学屏障能够在不同的训练区域之间形成有效的声学隔离，维护专注的学习氛围。通过合理的声学屏障设计，商业健身机构可以确保同时进行多项课程时，各课程之间的声音不会相互干扰，从而提升整体教学质量。这种设计不仅提升了学员的学习体验，也为瑜伽教练提供了一个更为理想的教学环境。

第二节　商业健身机构瑜伽培训设施的选择与配置标准

一、瑜伽培训设施的基本类型与功能需求

（一）基本类型分类

在商业健身机构中，瑜伽培训设施的选择与配置直接影响着学员的练习体验和培训效果。瑜伽垫是每个瑜伽教室不可或缺的基础设施。优质的瑜伽垫不

仅提供舒适的练习表面，其防滑设计更是确保学员在练习中的安全性和稳定性的重要保障。选择合适的瑜伽垫材料和厚度，可以有效地降低运动损伤的风险，同时提升学员的练习舒适度和效果。

瑜伽辅助器材如瑜伽砖和瑜伽带，是帮助学员在不同体位中获得更好支持和调整的重要工具。对于初学者而言，瑜伽砖可以提供额外的支撑，帮助他们逐步过渡到更复杂的体位。瑜伽带则可以帮助学员在拉伸和扭转等体位中加深动作幅度，提升灵活性和肌肉强度。这些辅助器材不仅能提高练习效果，还能有效地帮助学员避免因姿势不当而导致的运动损伤。

音响设备在瑜伽课程中起到营造氛围的重要作用。通过播放指导音乐和教学录音，瑜伽教练可以为学员创造一个放松、专注的练习环境。适宜的音乐可以帮助学员更好地进入状态，提升沉浸感和专注度，从而提高整体的练习效果。同时，音响设备的质量和摆放位置也会影响音乐的传播和音质，因此在选择时需特别注意。

镜子是瑜伽教室中另一个重要的设施，通常设置在练习区域的墙面上。通过镜子，学员可以观察和调整自己的姿势，增强自我意识和练习效果。镜子的使用不仅能帮助学员在练习过程中进行自我纠正，还能提高他们对身体姿态的敏感度和控制力。这种自我观察和调整能力的提升，对学员的长期练习和进步具有重要意义。因此，在瑜伽教室的设计中，镜子的大小、数量和摆放位置都需经过细致的考虑，以确保其功能的有效发挥。

（二）功能需求分析

瑜伽培训设施的功能需求分析是确保教学质量和学员体验的关键环节。在商业健身机构中，设施的选择不仅要满足基本的教学需求，还需考虑多样化的课程设置和学员的不同需求。瑜伽垫作为最基础的设备，其材质选择应注重耐用性与舒适性。高质量的瑜伽垫能够在不同的练习强度下提供充足的支持和防滑性能，这对于保护学员的安全和提升练习效果至关重要。耐用性强的材质不仅能延长使用寿命，还能在长期使用中保持良好的性能，避免因材质劣化而影响学员的体验感。

在瑜伽课程中，辅助器材的合理配置同样不可忽视。这些器材包括瑜伽砖、瑜伽带、瑜伽球等，能够辅助学员在各种体位中的调整和练习效果。根据课程的不同需求，合理搭配这些器材可以帮助学员更好地理解和掌握各种瑜伽体式，特别是在初学者课程中，辅助器材的使用可以显著降低受伤风险，提高学员的自信心和参与度。此外，针对高级课程的需求，增加一些专业的辅助器材，可以帮助学员挑战更高难度的体位，进一步提高他们的练习水平。

音响设备在瑜伽课程中起着重要的辅助作用。选择音质清晰且覆盖范围广的音响设备，可以有效地传递指导音乐和教学内容，增强学员的参与感和课程的氛围。良好的音响效果能够帮助学员更好地进入练习状态，提高专注力和练习效果。同时，音响设备还需具备一定的灵活性，以适应不同课程的需求和教室布局，确保在各种环境下都能提供良好的音质体验。

镜子的安装是瑜伽教室设计中的一个重要环节。为了帮助学员在练习过程中及时观察和纠正自己的姿势，镜子的安装位置与角度需要经过精心设计。合理的镜子布局能够增强学员的自我意识，使他们在练习中更好地关注自己的身体对齐和姿势调整。这不仅有助于提升练习效果，还能培养学员的自我反省能力和身体意识，进而提高整体的瑜伽水平。通过科学的设施配置，商业健身机构能够为学员提供一个专业、舒适的瑜伽练习环境，提升整体的教学质量和学员满意度。

二、瑜伽垫、辅具与设备的选型及配置标准

（一）瑜伽垫选型标准

瑜伽垫是商业健身机构中不可或缺的基础设施，其选型标准直接关系到学员的练习体验和安全性。在选择瑜伽垫时，材料的防滑性能是首要考虑因素。防滑性能良好的瑜伽垫可以有效地防止学员在练习过程中因滑动而导致意外受伤，从而提高整体的安全性和稳定性。除防滑性能外，瑜伽垫的厚度也是一个重要的考量标准。通常情况下，瑜伽垫的厚度应在 4 毫米至 6 毫米之间，这样的厚度能够在提供足够舒适性的同时，确保练习者在进行平衡动作时不受过厚垫子的影响。此外，耐磨性是瑜伽垫长久使用的保障。高质量的瑜伽垫应能承受频繁地使用而不易损坏，这不仅提高了经济性，也增加了实用性。

瑜伽垫的重量同样需要适中，以便学员携带和移动。过重的瑜伽垫会给学员带来不便，而过轻的瑜伽垫可能会在铺设时不够平整，容易卷边，影响使用效果。因此，在选购时需综合考虑这些因素，以确保瑜伽垫在使用过程中能保持良好的状态。此外，瑜伽垫的颜色和图案设计也不容忽视。选择柔和的色调和简约的图案有助于营造一个放松和专注的练习环境，从而提升学员的心理舒适性。颜色和图案不仅影响视觉效果，也对学员的心情和练习状态有潜移默化

的影响。因此，瑜伽垫的设计应以舒适和简约为原则，以促进学员的身心放松和专注。

在商业健身机构中，瑜伽垫的选型不是一个简单的采购行为，而是对学员体验和商业健身机构形象的综合考量。选择合适的瑜伽垫，既能提高学员的满意度，也能为商业健身机构树立良好的专业形象。在实际操作中，商业健身机构应根据自身的定位和学员需求，灵活调整瑜伽垫的选型标准，以适应不断变化的市场需求和行业趋势。通过对瑜伽垫选型标准的深入理解和合理应用，商业健身机构能够在竞争激烈的市场中脱颖而出，为学员提供更优质的服务体验。

（二）辅具配置要求

在商业健身机构中，瑜伽辅具的配置是影响学员练习体验和安全性的重要因素。辅具的材质选择需特别关注环保性和安全性，确保对学员身体的健康无害。符合相关安全标准的材质不仅能够提供必要的支持和舒适性，还能防止在高强度使用下释放有害物质。此外，环保材料的使用也体现了商业健身机构对可持续发展的重视，符合现代社会对环保标准的要求。

辅具的尺寸设计必须充分考虑到学员的多样性和练习的多样性。不同的体型和练习需求决定了辅具尺寸的多样化，以适应从初学者到高级练习者的各种体位使用。合理的尺寸设计不仅提高了练习的舒适度，还能有效地避免因不合适的辅具尺寸而导致的运动损伤。科学的尺寸设计是提升学员满意度和优化练习效果的关键。

辅具的重量在设计中也需精心考量。适中的重量有助于学员在练习过程中灵活使用，避免过重的辅具影响练习的稳定性和流畅性。同时，便于携带的重量设计也提升了学员在不同练习场景下的便利性。确保辅具在使用中的稳定性是防止练习中意外发生的重要保障。

在视觉设计上，辅具的颜色和外观需注重视觉舒适性。柔和的色调和简洁的设计能够有效地增强学员的心理放松感，提升整体练习体验。视觉舒适性不仅影响到学员的心理状态，还在一定程度上影响到练习的专注度和效果。因此，辅具的设计应在功能性和美学上找到平衡点。

辅具的耐用性是商业健身机构在采购时必须严格把关的标准。经过严格测试的耐用性确保辅具在高频次和长期使用中不易被损坏，从而降低更换频率和维护成本。耐用的辅具不仅体现了商业健身机构对学员安全和体验的承诺，也反映了商业健身机构运营的专业性和经济性。

（三）设备选型原则

设备选型在瑜伽教练培训中扮演着至关重要的角色。设备的选择不仅影响学员的学习体验，还直接关系到教学的质量和安全性。设备应具备易于清洁和维护的特性。在高频使用环境下，设备的卫生状况尤为重要，直接影响到学员的身体健康和商业健身机构的声誉。因此，选择材料时应优先考虑那些易于擦拭和抗菌性能优良的材料，以确保设备在使用过程中始终保持良好的卫生状态。

设备的设计必须符合人体工程学原则。这不仅可以提高学员在使用过程中的舒适性，还能有效预防运动伤害的发生。人体工程学设计的设备能够更好地适应人体自然的运动轨迹，减少不必要的压力和疲劳感。对于瑜伽这类强调身体对称性和灵活性的运动，符合人体工程学的设备尤为重要，它能帮助学员更好地进入状态，提升训练效果。

在设备的选型过程中，其适应性也是一个重要的考量因素。商业健身机构通常提供多种瑜伽课程，因此设备必须能够支持多种练习形式和课程需求。这不仅提高了设备的利用效率，也为学员提供了多样化的训练选择。适应性强的设备可以在不同的课程中灵活使用，避免重复采购的浪费，提高商业健身机构的运营效率。

设备的耐用性是另一个关键考量。商业健身机构的设备通常需要承受高强度的使用频率，因此耐用性成为设备选型的重要标准。设备的耐用性应经过严格测试，以确保其在高强度使用下仍能保持良好的性能。这不仅降低了设备更换的频率，也为商业健身机构节省了长期的运营成本。

设备的采购应优先考虑品牌信誉和用户评价。知名品牌通常在质量和性能上更有保障，而用户评价则提供了设备在实际使用中的反馈。这些信息对于确保设备的质量和性能符合商业健身机构的标准至关重要。通过对设备品牌和用户反馈的深入了解，商业健身机构能够更为精准地选择出最适合自身需求的设备，确保培训的高效和安全。

三、教学辅助设备（如音响、投影仪）的选择与布局

（一）音响设备选择

在商业健身机构的瑜伽教练培训中，音响设备的选择扮演着至关重要的角

色。高保真音质是音响设备选择的首要标准之一，因为清晰可辨的音乐和指导语音能够极大地提升学员的沉浸感和专注度。这不仅有助于学员更好地进入瑜伽的状态，也能在一定程度上提高教学质量。因此，选择具备高保真音质的音响设备是确保培训效果的重要环节。

在选择音响设备时，覆盖范围是另一个需要重点考虑的因素。理想的音响设备应能在整个培训场地内实现声音的均匀传播，避免出现声音死角或声音过响的问题。这样的设计能够确保每位学员都能清晰地听到指导语音和音乐，从而不因音响问题而分散注意力或影响学习效果。因此，音响设备的覆盖范围直接关系到学员的学习体验和课程的整体质量。

音响系统的调节功能也是选择的重要标准之一。瑜伽课程的类型多种多样，不同课程对音量和音效的要求也有所不同。因此，音响系统应具备易于调节的功能，允许瑜伽教练根据课程需求灵活调整音量和音效。这种灵活性不仅能适应不同类型的瑜伽课程，还能根据学员的反馈及时进行调整，提升课程的适应性和个性化。

便于安装和维护的音响设备能够减少日常使用中的故障风险，确保培训活动的连续性和顺利进行。在商业健身机构中，音响设备的稳定性和可靠性是保证正常运营的重要条件。因此，选择便于安装和维护的音响设备，可以降低因设备故障导致的课程中断风险，从而保障学员的学习进度和培训质量。

音响设备的选择还应考虑与其他设备的兼容性，确保能够与投影仪等辅助设备无缝连接。这样的兼容性不仅能提升整体教学效果，还能为瑜伽教练提供更加多样化的教学手段和工具，增加课程的多样性和趣味性。通过合理选择和配置音响设备，商业健身机构可以为瑜伽教练培训提供一个高效、稳定、富有吸引力的教学环境。

（二）投影仪配置

在商业健身机构的瑜伽教练培训中，投影仪扮演着至关重要的角色。其配置应当考虑多方面因素，以确保教学过程的顺利进行。投影仪应具备高亮度和高清晰度，这样才能在不同光线条件下清晰显示课程内容和教学视频，从而提升学员的视觉体验。这不仅有助于学员更好地理解教学内容，还能提高整体培训效果。在选择投影仪时，需要关注其亮度指标，通常建议选择 3000 流明以上的投影仪，以适应各种环境光线的变化。

投影仪的安装位置同样需要经过精心规划。合理的安装位置能够确保投影画面不干扰学员的练习空间，同时避免影像失真和遮挡。这就要求在安装时，需综合考虑教室的布局和学员的活动区域，确保投影画面的完整性和可见性。此外，投影仪的安装高度和角度也需经过精确测量，以避免画面倾斜或变形，从而影响学员的观看体验。

在选择投影仪时，接口兼容性是另一个重要考量因素。现代教学设备多样化，投影仪应能够与各种设备（如笔记本电脑、平板电脑等）顺畅连接。这不仅要求投影仪具备多种接口类型，如 HDMI、VGA、USB 等，还需确保其兼容性和稳定性，以避免在教学过程中出现连接问题。这样可以确保教学内容的流畅播放，不会因为设备不兼容而中断教学。

投影仪的灵活调节功能也是其配置中不可忽视的部分。投影仪应具备灵活的调节功能，包括画面大小、对焦和倾斜校正，以适应不同场地布局和教学需求的变化。这种灵活性不仅有助于在不同教室环境中快速调整设备，还能根据不同教学内容的需求调整画面大小和清晰度，提供更为个性化的教学体验。

投影仪的维护应当纳入日常管理。定期检查和清洁设备，确保其始终处于最佳工作状态，避免影响教学质量。投影仪的使用频率较高，长期运行容易积累灰尘或出现磨损，因此，定期的维护和保养显得尤为重要。通过建立完善的设备管理制度，可以有效延长设备的使用寿命，降低故障发生率，确保教学活动的顺利进行。

（三）布局设计要点

在商业健身机构中，合理的布局设计是确保瑜伽教练培训顺利进行的关键因素之一。布局设计应首先关注瑜伽练习区域与其他功能区的合理分隔。这种分隔不仅能够减少外界对学员的干扰，还能提升他们的专注度，使其更好地投入练习。合理的区域划分有助于学员在练习过程中保持内心的宁静，从而提高教学效果。此外，布局设计还需要考虑到不同区域之间的流动性。流动性是指学员在不同区域之间的移动是否顺畅，这直接影响到他们的学习体验。有效的流动性设计能够避免拥堵，减少安全隐患，确保学员能够在课程之间顺利地转换场地。

为了提升学员的整体培训体验，布局设计中还需要适当的通道和出入口。这不仅方便学员在课程间快速进入休息区或更衣室，还能有效地管理人流，避免不必要的等待时间。良好的通道设计能够提高整个培训过程的效率，使学员在每个环节都能感受到商业健身机构的专业性和贴心服务。此外，声学性能也是布局设计中的一个重要考量因素。音响设备的位置应经过精心设计，以确保声音能够均匀地传播到每个角落，提升教学效果。良好的声学环境能够使学员更清晰地听到瑜伽教练的指令，从而提高学习效率。

布局设计应具备一定的灵活性，以适应不同课程和活动的需求。预留灵活调整的空间，可以让商业健身机构根据实际需要进行场地的适应性调整，提升场地的多功能性。这种灵活性不仅能够满足各种教学活动的需求，还能为商业健身机构在未来的发展中提供更多的可能性。通过合理的布局设计，商业健身机构能够为瑜伽教练培训提供一个高效、舒适的环境，从而提升整体的教学质量和学员的满意度。

四、设施配置中的环保与可持续性考量

（一）环保材料选择

在商业健身机构的瑜伽教练培训中，环保材料的选择是一个至关重要的环节。选择符合环保标准的材料，如可再生塑料和天然纤维，不仅能够有效地减少对环境的污染，还可以显著地降低资源的消耗。这些材料的使用有助于在设施建设中实现可持续发展目标，同时也为学员提供了一个更加健康和安全的训练环境。通过采用这些环保材料，商业健身机构能够在市场竞争中展示其对环境保护的承诺，从而提升品牌形象和吸引力。

在设施的装修和维护过程中，使用低挥发性有机化合物（VOC）涂料和胶水是保障室内空气质量的重要措施。这些材料能够有效地减少有害化学物质的释放，保护学员的健康。良好的空气质量不仅有助于提升学员的训练体验，还能减少因空气污染导致的健康问题，从而提高学员的满意度和忠诚度。对于商业健身机构而言，关注学员的健康和安全是其长期发展的基础。

选择可持续采购的产品，如来自可持续森林管理的木材，是支持生态平衡和生物多样性的关键。这些产品的使用不仅体现了商业健身机构对环境保护责任的重视，也为行业树立了良好的榜样。通过与可持续供应商合作，商业健身机构可以确保其设施建设符合国际环保标准，同时也为保护地球的自然资源贡献力量。这种做法不仅有助于提升商业健身机构的社会责任感，还能增强其在环保领域的声誉。

在设施配置中引入节能设备，如LED照明和高效空调系统，是降低能耗和

减少碳排放的重要手段。节能设备的使用能够显著地降低运营成本，提高资源利用效率，同时也为环境保护作出贡献。这些设备的应用不仅能够提升学员的舒适度和满意度，还能为商业健身机构带来长期的经济效益。在全球倡导绿色发展的背景下，节能设备的广泛应用已成为商业健身机构可持续发展的重要组成部分。

（二）能源效率优化

在商业健身机构中，能源效率优化是实现环保与可持续发展的关键环节。引入智能照明系统是其中的重要措施之一。通过使用智能照明技术，系统能够根据自然光的变化自动调节室内的照明强度。这种动态调节不仅有效地减少了能源消耗，还能大幅提升学员在瑜伽训练中的舒适度。智能照明系统可以通过传感器实时监测室内外光线变化，自动调整灯光的亮度，确保在任何时间段内都能提供适宜的照明环境。同时，这种系统的使用也减少了人为操作的需求，降低了管理成本。

高效空调系统的采用同样是能源效率优化的重要组成部分。现代空调系统利用变频技术来调节室内温度，这样不仅能够显著降低能耗，还能保持良好的空气质量。变频技术通过调整压缩机的转速来精确控制温度输出，避免了传统空调频繁启停导致的能耗浪费。此外，变频技术可以根据房间的使用情况和外部温度变化自动调节，提供更加稳定和舒适的室内环境。对于瑜伽教练培训来说，良好的空气质量和适宜的温度是保障学员健康和提高训练效果的基础。

场地设计中节能型热水器的设置也是优化能源效率的重要措施。在使用热水时，节能型热水器能够确保能效的最大化，减少能源浪费。这类热水器通常结合了先进的热泵技术和保温材料，能够在较低的能耗下提供足够的热水供应。对于瑜伽培训商业健身机构而言，热水的使用频率较高，因此选择节能型热水器不仅可以降低运营成本，还能积极响应环保和可持续发展的要求。

利用太阳能或其他可再生能源为场地提供部分电力，是降低对传统能源依赖的重要手段。太阳能光伏系统可以将太阳能转化为电能，为场地的照明、空调和热水系统提供支持。这种可再生能源的引入，不仅减少了对化石燃料的需求，还能显著降低碳排放，符合全球可持续发展的趋势。通过合理规划和配置，商业健身机构能够在实现自身经济效益的同时，承担起更多的社会责任，推动环保事业的发展。

五、设施选择与配置标准的动态优化机制

（一）反馈机制建立

在商业健身机构中，建立有效的反馈机制是优化瑜伽教练培训设施配置的关键。反馈机制不仅为管理层提供了了解学员体验的窗口，还可以作为设施优化的重要依据。通过建立定期的学员反馈调查机制，商业健身机构能够系统地收集学员对培训设施和课程的使用体验。这些反馈数据有助于及时发现设施配置中存在的问题，如设备不足、空间不合理等，从而为改进提供具体的方向。此外，设立专门的沟通渠道，鼓励瑜伽教练与学员之间的互动，也能丰富反馈来源。通过这种双向交流，商业健身机构不仅能获取学员的直接反馈，还可以收集瑜伽教练在使用设施时的专业意见和建议。

为了更好地量化设施配置的有效性，引入数据分析工具是必不可少的。通过定期评估设施使用率和学员满意度，商业健身机构可以形成一个清晰的数据图谱，指导未来的优化方向。这些数据能够揭示设施的实际使用情况，帮助识别高频使用区域和冷门设施，从而优化资源配置。制定明确的反馈处理流程，确保所有收集的意见和建议都能被及时审查和回应，是形成良好反馈闭环的基础。只有这样，学员和瑜伽教练的反馈才能被倾听，也才能看到实际的改进措施，从而提升他们的参与感和满意度。

定期召开管理团队会议是将反馈转化为实际改进措施的重要环节。在会议中，管理团队需要对反馈数据和学员意见进行深入分析，讨论设施配置的改进方案。这一过程不仅提升了决策的科学性，也确保了培训环境的持续优化。通过这种动态优化机制，商业健身机构能够不断提升其瑜伽教练培训的质量和竞争力，为学员提供更优质的学习体验。同时，这种机制也为商业健身机构的长期发展奠定了坚实的基础，使其能够在竞争激烈的市场中保持领先地位。

（二）标准更新流程

在商业健身机构中，设施选择与配置标准的动态优化机制是确保培训质量和市场竞争力的重要因素。标准更新流程的核心在于建立一个科学、透明且高效的更新机制，以应对不断变化的市场需求和学员反馈。

首先，需要建立标准更新的定期审查机制。这一机制的设立是为了确保设

施配置标准能够随着市场需求的变化和学员的反馈进行及时的评估和修订。通过定期审查，可以及时发现现有标准的不足，并根据实际需求进行调整，以保证设施始终符合最新的行业趋势和学员的期望。

为了使标准更新流程有效且全面，设立跨部门工作小组是必不可少的。这个小组由不同部门的代表组成，负责标准更新的具体实施和协调工作。通过跨部门的合作，可以确保各方意见得到充分考虑，从而制定出更具包容性和实用性的标准。跨部门工作小组能够在标准更新过程中发挥桥梁和协调作用，确保各个部门的需求和建议都能被纳入最终的决策中，使标准更新更具科学性和可操作性。

其次，引入行业专家和顾问进行定期外部评估是优化设施选择与配置标准的重要手段。行业专家和顾问能够从专业的视角提供独到的见解和建议，帮助识别当前标准中的潜在问题，并提出改进建议。通过外部评估，商业健身机构可以获得更为客观和权威的指导，从而在标准更新过程中做出更为明智的决策。这种外部参与不仅提升了标准更新的专业性，也为商业健身机构的设施配置提供了更为广阔的视野。

再次，制定标准更新的时间表是确保更新流程高效性和透明度的重要步骤。明确各项更新的周期和责任人，可以有效地推动标准更新工作的顺利进行。时间表的制定需要考虑到更新的复杂程度和必要性，以确保每项更新都能在合理的时间内完成。通过明确的时间规划和责任分配，标准更新流程能够以一种有序和高效的方式进行，从而避免因拖延或责任不清而导致的更新滞后。

最后，实施试点项目是验证新标准有效性的重要环节。在小范围内测试新标准，可以在不影响整体运作的情况下获得宝贵的反馈信息。根据试点项目的结果，对新标准进行必要的调整和优化，然后再进行全面推广。这种渐进式的推广方式不仅降低了风险，还为标准的全面实施奠定了坚实的基础。通过试点项目，商业健身机构能够在实践中检验新标准的适用性和效果，从而确保标准更新的成功实施。

（三）技术支持与维护

技术支持与维护是确保商业健身机构瑜伽教练培训设施高效运作的关键环节。建立一支专业的技术支持团队，负责日常设备的维护和故障排除，能够有效地保障培训设施的正常运行和学员的安全。该团队应具备丰富的设备操作和维护经验，能够迅速地响应各种技术问题，确保培训活动不受干扰。此外，技术支持团队还需定期对设备进行检查和维护，及时更新硬件和软件，以保持技术设施的现代性和高效性。这种持续的技术更新不仅能提高设备的使用寿命，还能确保学员在一个现代化的环境中接受培训。

为了帮助瑜伽教练和学员快速地解决常见问题，制定详细的技术支持手册是必不可少的。该手册应包括设备使用说明和故障处理指南，提供清晰易懂的操作步骤和解决方案。通过这种方式，瑜伽教练和学员可以在遇到技术问题时迅速地找到答案，减少对技术支持团队的依赖，从而提高培训效率。此外，技术支持手册的内容应定期更新，以反映设备和软件的变化，确保其始终具有实用性和时效性。

引入远程监控系统是提高管理效率的有效手段。通过实时监测设备的状态和使用情况，管理者可以及时发现和处理潜在问题，避免因设备故障导致的培训中断。远程监控系统不仅可以提供设备的运行数据，还可以帮助管理者分析使用趋势，为设施的动态优化提供数据支持。这种信息化管理方式能够显著提高设备的运作效率，降低维护成本，并为学员提供一个更加安全和高效的学习环境。

与设备供应商建立良好的合作关系也是技术支持与维护的重要组成部分。在设备出现故障时，能够快速地获得专业的技术支持和备件是确保培训活动顺利进行的关键。因此，商业健身机构应与供应商签订详细的服务协议，明确各自的责任和义务，确保在设备出现问题时能够迅速地获得所需的支持和资源。这种合作关系不仅能提高设备的维护效率，还能为商业健身机构的长期发展提供坚实的技术保障。

第三节　商业健身机构瑜伽教练培训环境的舒适性与安全性保障

一、培训环境的温度、湿度与空气质量控制

（一）温度调节方法

在商业健身机构中，瑜伽教练培训的环境舒适性是提升学员体验和培训效果的关键因素之一。温度调节方法的科学应用在其中扮演着重要角色。采用智

能温控系统，能够根据实时监测数据自动调节室内温度，以保持舒适的练习环境。这种系统不仅提高了温度控制的精确性，还能有效节约能源。此外，在场地设计中设置可调节的空调设备，允许瑜伽教练根据课程需求灵活调整温度设置，以适应不同类型课程的特殊要求。这种灵活性确保学员在进行高强度练习时不会因为过热而感到不适，也不会在低强度练习时因寒冷而分心。

引入地热供暖系统是另一种有效的温度调节方法。该系统可以提供均匀的温度分布，避免因冷空气直吹导致的不适感。地热供暖不仅舒适，还具有环保和节能的优势，符合现代绿色建筑的理念。在温暖的季节，利用自然通风与机械通风相结合的方法，确保在不同季节有效调节室内温度与空气流通。这种方法能够在减少能耗的同时，提高室内空气质量，为学员提供一个健康的训练环境。定期对空调和加热设备进行维护与保养，确保其高效运行，避免因设备故障导致的温度波动。这种维护不仅延长了设备的使用寿命，还能保障学员在培训过程中的舒适性和安全性。

（二）湿度管理措施

在商业健身机构的瑜伽教练培训中，湿度管理至关重要，直接影响学员的舒适度与健康。在培训环境中，使用加湿器调节室内湿度是较为常见的措施，通常将湿度维持在40％～60％。这一湿度范围不仅有助于学员在练习瑜伽时保持舒适感，还能确保呼吸顺畅，避免因空气过于干燥或潮湿而引起的不适。此外，定期监测湿度水平也是必不可少的，通过湿度计可以实时了解室内环境的变化。这种监测能帮助管理人员及时调整加湿或除湿设备，确保湿度始终处于理想状态。

在设计培训场地时，通风系统与湿度控制的结合是一个关键因素。通过合理的通风设计，不仅可以促进空气流通，还能有效管理湿度，避免因湿度过高导致的学员不适。此举有助于维持一个健康的培训环境，减少因湿度问题引发的健康隐患。此外，利用植物的自然蒸发作用也是一种有效的湿度管理策略。选择适合室内环境的绿色植物，不仅可以美化空间，还能调节湿度。植物通过蒸发作用，将室内空气中的湿度进行自然调节，保持适宜的湿度水平。

瑜伽教练和工作人员对湿度管理的重要性应有充分的认识，确保他们能够识别湿度的变化并采取相应措施。这需要通过培训提升他们的专业能力，使其在日常管理中能够有效维护理想的湿度水平，从而提升整体培训环境的舒适性。通过对湿度管理的重视和实施，商业健身机构能够为瑜伽教练培训提供一个更为健康和舒适的环境，提高学员的学习体验和培训效果。

（三）空气质量监测

为了保障商业健身机构中瑜伽教练培训的环境安全，空气质量监测成为至关重要的一环。空气质量的优劣直接影响到学员和瑜伽教练的健康与训练效果，因此在培训场地内引入先进的空气质量监测设备是必不可少的。这些设备能够实时检测空气中 PM2.5、PM10、CO_2 等有害物质的浓度，确保在任何时候都能提供一个健康安全的训练环境。通过对检测数据的分析，管理者可以识别潜在的空气污染源，从而采取有针对性的改善措施。

定期进行空气质量评估是维护良好训练环境的基础。通过分析监测数据，可以识别空气质量的变化趋势，并及时采取措施进行调整。例如，若检测到某一时段内 PM2.5 浓度升高，可能需要检查通风系统或增加空气净化设备的使用频率。在场地内设置空气净化器，利用高效过滤技术去除空气中的有害物质，不仅提高了室内空气质量，还为学员和瑜伽教练提供了一个清新舒适的练习环境。

制订详细的空气质量管理方案也是确保场地内空气质量始终符合健康标准的关键。管理方案应明确监测频率、数据分析方法以及具体的改善措施，以便在空气质量出现问题时能迅速采取应对措施。通过系统化的管理，确保每一个瑜伽教练培训课程都能在最佳的环境条件下进行。此外，还应注重培训瑜伽教练和工作人员认识空气质量的重要性，提升他们对空气监测数据的理解和应对能力。这不仅有助于及时调整环境条件，也为学员提供了更为专业的服务体验。

二、场地地面材质的选择与安全防护措施

（一）地面材质类型

在商业健身机构中，地面材质的选择对于瑜伽教练培训的安全性和舒适性至关重要。地面材质应具备良好的防滑性能，以确保学员在瑜伽练习中的安全性，降低滑倒和受伤的风险。防滑性是对地面材质的基本要求，尤其在瑜伽练习中，学员常常赤足进行各种姿势的转换，地面防滑性能的优劣直接关系到学员的安全。此外，地面材质的厚度应适中，提供足够的缓冲效果，减轻学员在练习时对关节的冲击，提升舒适感。适度的厚度不仅能缓和冲击，还能为学员

提供一个稳定的练习平台，避免因地面过硬或过软而导致的身体不适。

选择耐磨性强的地面材质是商业健身机构长期使用中的关键考虑因素之一。频繁使用和重物的压迫对地面材质的耐磨性提出了挑战。高耐磨性的地面材质不仅能承受日常的高频率使用，还能在长期使用中保持良好的状态，确保经济性和实用性。耐磨性能的优劣直接影响到地面材质的使用寿命和维护成本，是商业健身机构在设施建设中不可忽视的因素。此外，地面材质应具备良好的吸音性能，以减少练习过程中的噪声干扰，营造安静的练习环境。瑜伽练习需要一个安静、专注的环境，良好的吸音性能可以有效降低外界噪声的干扰，帮助学员更好地进入练习状态。

在选择地面材质时，环保性也是一个重要的考量标准。应选择无毒、低挥发性有机化合物的材料，确保学员的身体健康与安全。环保材质不仅对学员的健康有益，也体现了商业健身机构对可持续发展的关注。随着环保意识的提高，越来越多的商业健身机构在设施建设中优先考虑环保材料，以减少对环境的污染。这种选择不仅能提升商业健身机构的社会形象，也能为学员提供一个更健康的练习环境。

综上所述，地面材质的选择是商业健身机构瑜伽教练培训环境建设中的重要一环，直接影响学员的练习体验和安全保障程度。

（二）防滑与减震设计

在商业健身机构中，瑜伽教练培训的环境与设施建设是确保学员安全和舒适的重要因素。场地地面材质的选择与安全防护措施尤为关键。防滑与减震设计在地面材料的选择中扮演着不可或缺的角色。地面材料应选用具有高摩擦系数的防滑材料，这不仅能提升学员在练习过程中的稳定性，还能有效防止意外滑倒，从而保障学员的安全。此外，防滑材料的选择还需兼顾耐用性，以适应高频次的使用需求，确保长时间的使用后仍能保持良好的防滑性能。

为进一步提升舒适性和安全性，地面设计中引入减震层是必要的。减震层通常使用弹性材料，如橡胶或泡沫，这些材料能够有效地吸收冲击力，减轻对学员关节的损伤。在瑜伽练习中，学员经常需要练习各种体位和动作，减震层的设计能在无形中为学员提供额外的保护，降低运动损伤的风险。同时，减震设计的引入也能提升整体练习的舒适性，使学员在训练中更加专注和放松。

综合考虑地面材料的功能性，地面设计可以采用多层结构。底层通常使用高强度材料以提供基础支撑，中层为减震层，这一层的材料选择至关重要，直接关系到减震效果。表层则为防滑材料，这种多层结构形成了一个综合防护体系，能够在各种条件下为学员提供良好的安全保障。这样的设计不仅提升了场地的专业性，也在无形中提高了学员对培训环境的满意度。

为了确保地面材料的防滑和减震性能始终保持在最佳状态，应该定期维护和更换。商业健身机构的使用频率通常较高，这对地面材料的耐用性提出了更高的要求。通过定期检查和及时更换磨损材料，可以有效地延长地面材料的使用寿命，确保学员在每次练习中都能获得最佳的体验。这种维护措施不仅是对设施的保护，也是对学员安全的负责。

在地面设计中，还需特别关注地面与墙体的连接处设计。采用圆角设计可以有效减少因锐角造成的绊倒风险，进一步提升场地的安全性。圆角设计不仅在视觉上更为柔和，也在功能性上提供了更高的安全保障。这种细节上的设计考量，体现了商业健身机构对学员安全的高度重视，也是对专业培训环境的进一步优化。

（三）安全标识设置

在商业健身机构中，安全标识设置是确保学员安全的重要环节。安全标识应明确标示出紧急出口的位置，确保在突发情况下学员能够迅速地找到逃生通道。这不仅是法律法规的要求，更是对学员生命安全的基本保障。设置清晰的紧急出口标识，有助于在紧急情况下减少恐慌，提高疏散效率。此外，应设置地面防滑警示标识，以提醒学员注意地面湿滑，尤其是在练习瑜伽时，地面湿滑可能导致滑倒和受伤。防滑标识的设置不仅有助于提高学员的警觉性，还能有效降低因地面湿滑造成的事故风险。

在重要设备和器材附近张贴安全操作指南也是安全标识设置的关键组成部分。这些指南应详细说明设备的正确使用方法，帮助学员了解如何安全操作，降低事故发生率。尤其是在瑜伽教练培训过程中，正确使用设备对于避免不必要的伤害至关重要。通过张贴清晰易懂的操作指南，学员能够更好地掌握设备使用技巧，从而提高练习的安全性。在健康与安全注意事项方面，应设立相关标识，提醒学员在练习前后进行适当的热身与拉伸，以预防运动损伤。正确的热身和拉伸习惯是瑜伽练习中不可或缺的一部分，能够有效提升身体的灵活性，减少肌肉拉伤的可能性。

此外，在更衣室和休息区设置卫生与安全标识也是提升整体环境安全的重要措施。这些标识应提醒学员保持环境整洁，遵守公共卫生规范，以维护良好的公共卫生环境。通过这些标识，学员能够意识到个人卫生的重要性，进而自觉维护公共区域的清洁与安全。

综上所述，安全标识的合理设置不仅能够提高商业健身机构的安全性，还能提升学员的安全意识，保障其在培训过程中的身心健康。

三、紧急情况下的安全疏散与急救设施配置

（一）疏散通道设计

在商业健身机构中，瑜伽教练培训的环境不仅需要提供舒适的训练体验，而且必须确保在紧急情况下的安全性。疏散通道设计是安全疏散的核心环节，直接影响到紧急情况下学员和瑜伽教练的撤离速度与安全。疏散通道应设计得宽敞且无障碍，以确保在突发事件中所有学员能够迅速、安全地撤离现场。宽敞的通道不仅有助于缓解人群的拥堵压力，还能在紧急情况下为急救人员提供快速进入的通道，提升整体安全保障程度。

此外，疏散通道的布局必须避免死角和障碍物的存在。死角容易在紧急情况下导致人群的滞留和拥堵，而障碍物则可能在慌乱中成为潜在的危险因素。因此，疏散通道的设计应尽量简洁明了，确保通行顺畅。为了进一步降低拥堵风险，疏散通道的宽度和数量应根据参与培训的人数多少进行合理规划，以满足高峰时段的疏散需求。

在显著位置设置清晰的疏散指示标识是非常必要的。指示标识应明确指引学员快速找到最近的安全出口，并在视觉上具有足够的辨识度，以便在紧急情况下迅速引导人员撤离。指示标识的设计应符合相关安全标准，并定期进行检查和维护，以确保其在任何情况下都能正常发挥作用。

疏散通道还应配备应急照明系统，以便在停电或低光环境中提供足够的可视性保障，确保安全疏散。应急照明系统是疏散通道设计的重要组成部分，能够在电力中断的情况下为疏散提供必要的光源支持。应急灯具应安装在关键位置，并保持良好的工作状态，以确保在紧急情况下能够立即启用，为撤离人员提供清晰的视线。

（二）急救设备配置

在商业健身机构中，急救设备配置是确保学员和瑜伽教练安全的重要环节。

配置自动外部除颤器（AED）是其中的关键步骤之一。AED 在心搏骤停等紧急情况下可以迅速进行心肺复苏，大幅提高患者的生存概率。鉴于心搏骤停的突发性和严重性，AED 的存在能够在关键时刻发挥不可替代的作用。为了保障设备的有效性，商业健身机构必须定期检查 AED 的功能状态，确保其随时处于可用状态。此外，还需对瑜伽教练和工作人员进行 AED 使用培训，使其在紧急情况下能够快速、准确地操作设备，最大限度地挽救生命。

急救箱的配置同样不可或缺，它应包括常用的急救用品，如绷带、消毒液、止血带和抗过敏药物。这些物品能够应对不同类型的突发情况，为受伤者提供初步的医疗支持。急救箱的有效性在于其内容的完整性和及时的更新。因此，定期检查和补充急救箱内的物品，确保所有急救器材的有效性和可用性，避免因过期或损坏而影响急救效果，是商业健身机构管理中的一项重要任务。通过这些措施，可以显著提升健身环境的安全性，为学员提供更为安心的训练体验。

为瑜伽教练和工作人员提供急救培训是急救设备配置中不可或缺的一环。培训内容应涵盖基本的急救知识和技能，使他们能够在突发事件中迅速反应。掌握急救技能不仅能提高瑜伽教练和工作人员的应急处理能力，还能增强学员对商业健身机构的信任感。通过定期组织急救演练，提高全体人员的应急响应效率，确保在真实的紧急情况下，能够有条不紊地进行处理，最大限度地保障生命安全。

在场地内设置明显的急救设备位置指示标识，是提高应急响应效率的有效措施。清晰的指示标识能够确保所有学员在需要时能够快速地找到急救设备，减少因慌乱而浪费的时间。指示标识的设计应简洁明了，易于识别，并定期检查其可见性和完整性，以确保在任何情况下都能为学员提供清晰的指引。这一细节的完善不仅体现了商业健身机构对安全的重视，也在无形中提升了整体服务质量。

（三）紧急预案培训

紧急预案培训在商业健身机构中扮演着至关重要的角色。制订详细的紧急预案是确保在突发情况下能够迅速作出反应的基础。预案中应明确不同类型紧急情况的响应流程和责任分工，如火灾、地震和医疗急救等情境。每种情境下的具体步骤和责任人都需清晰标注，以便在紧急时刻，各方能够迅速进入角色，确保学员和工作人员的安全。通过这样的详细规划，商业健身机构能够在危急时刻减少混乱，提高整体应对效率。

定期组织紧急预案培训演练是提高瑜伽教练和工作人员应急反应能力的关键措施。通过模拟真实场景的演练，瑜伽教练和工作人员能够熟悉预案内容和操作步骤，确保在真实的紧急情况下能够迅速而准确地执行。这样的演练不仅是对预案的检验，也是对人员心理素质的锻炼，使其在紧急情况下能够保持冷静，合理引导学员进行安全疏散。通过不断的培训和演练，商业健身机构能够建立一支高效的应急反应团队，确保在紧急情况下作出快速反应。

建立紧急情况报告机制同样不可或缺。在发生紧急事件时，能够迅速向管理层和相关部门报告是启动应急响应的第一步。一个高效的报告机制能够确保信息的及时传递，避免因信息滞后而导致的应对不力。商业健身机构应制定明确的报告流程，确保每位瑜伽教练和工作人员了解在何时、如何以及向谁报告紧急情况。这样的机制不仅可以加快响应速度，还可以在事后进行事件回顾和分析，为预案的改进提供依据。

在紧急预案培训中，心理疏导技巧的强调至关重要。面对突发事件，冷静是应对的前提。通过培训，瑜伽教练和工作人员能够掌握基本的心理疏导技巧，帮助他们在紧急情况下保持镇定，并合理引导学员进行安全疏散。心理疏导不仅有助于控制现场局势，还能在事后为学员和工作人员提供必要的心理支持，帮助他们从突发事件中恢复。这种心理支持在提高整体安全感和信任度方面起到重要作用。

四、环境舒适性与安全性的日常维护与管理

（一）设备定期检查

设备定期检查是确保商业健身机构瑜伽教练培训环境安全性和舒适性的基础。所有瑜伽设备的功能性必须经过定期检查，以确保其正常运作且无损坏。这不仅是为了维护学员的安全，更是为了保证训练效果的稳定性。功能性设备的完整性和可靠性直接关系到学员在训练中的体验和成效。此外，音响设备的定期维护也是不可忽视的一部分。通过定期的清洁和音质测试，可以确保在课程中提供清晰的音频体验，这对于瑜伽课程中的引导和氛围营造至关重要。

空气质量是影响瑜伽教练培训环境舒适性的重要因素之一。空气质量监测设备的工作状态需要定期检查，以确保能够实时监测室内空气质量。及时发现并解决潜在问题，有助于为学员提供一个健康的训练环境。此外，地面材料的防滑和

减震性能也是需要定期评估的内容。特别是在高频使用的情况下，确保地面材料能够有效降低受伤风险，是保障学员安全的重要措施之一。通过对地面材料性能的评估，可以提前识别潜在的安全隐患，并采取相应的措施进行处理。

急救设备的定期检查是不可或缺的安全保障措施。急救箱内物品的有效性和急救器材的可用性都需要得到定期确认，以便在突发事件中能够快速响应。急救设备的完备性不仅是对学员安全的保障，也是对商业健身机构专业性的体现。通过对这些设备进行定期检查和维护，商业健身机构可以在提供优质服务的同时，最大限度地保障学员的安全和舒适。这些措施的落实，不仅有助于提升学员的信任度和满意度，也为商业健身机构的长远发展奠定了坚实的基础。

（二）清洁与消毒流程

在商业健身机构中，清洁与消毒流程的有效实施是保障环境舒适性与安全性的基础。制订详细的清洁与消毒计划是首要任务，这需要明确各个区域的清洁频率和责任人。通过系统化的管理，确保所有设备和场地能够定期得到清洁和消毒，避免卫生死角的出现。这样的计划不仅提升了场地的卫生标准，也为学员提供了一个健康的训练环境，降低了疾病传播的可能性。

选择环保标准的清洁剂是确保学员健康的关键。使用对人体无害的清洁产品，不仅能有效去除细菌和病毒，还能维护良好的卫生环境。环保清洁剂在去除污染物的同时，不会对空气质量产生负面影响，这对于长期在室内训练的学员尤为重要。通过选择合适的清洁产品，商业健身机构能够在维护环境卫生的同时，践行可持续发展的理念。

在清洁过程中，高频接触表面如门把手、开关和设备按钮是消毒的重点区域。这些地方由于频繁接触，极易成为交叉感染的源头。确保这些区域得到充分消毒，可以大幅降低疾病传播的风险。通过对这些关键点的重点消毒，商业健身机构能够在日常运营中有效保障学员和员工的健康安全，为他们提供一个安心的训练环境。

培训清洁人员掌握正确的清洁与消毒技术是流程成功的保障。通过培训，清洁人员能够使用适当的工具和方法，确保消毒效果的最大化。这样的培训不仅提高了清洁人员的专业能力，还提升了整个商业健身机构的卫生标准。掌握正确的消毒技术，可以有效地预防潜在的健康风险，为商业健身机构的日常运营提供坚实的后盾。

（三）安全隐患排查

安全隐患排查是确保商业健身机构内瑜伽教练培训环境安全性的重要环节。定期检查场地内的设备和器材是排查安全隐患的首要步骤。设备的完好性直接关系到学员和瑜伽教练的安全，任何损坏或故障都可能在使用过程中导致意外伤害。因此，必须建立严格的检查制度，确保设备和器材的正常运转。一旦发现问题，应及时修复或更换，避免因设备破损而引发的安全事故。此外，器材的正确使用方法也应在培训中加以强调，以减少因误用而造成的风险。

地面材料的选择和维护同样是安全隐患排查的重要组成部分。地面的防滑性能和减震效果直接影响学员的安全。特别是在进行瑜伽练习时，地面的稳定性和舒适性至关重要。定期对地面材料进行评估，可以有效地避免因地面滑倒或冲击导致的安全隐患。若发现地面材料有磨损或性能下降，应及时进行更换或修复，以确保地面始终处于最佳状态。此外，清洁和维护工作也应定期进行，以保持地面的清洁和安全。

紧急疏散通道的畅通性是保障安全的重要因素之一。任何障碍物的存在都可能在紧急情况下延误疏散时间，从而增加风险。因此，定期检查疏散通道，确保其无障碍物阻挡，是安全隐患排查的必要措施。此外，定期进行疏散演练，不仅可以提高学员和瑜伽教练的安全意识，还能增强他们在紧急情况下的应急能力。通过疏散演练，学员和瑜伽教练可以熟悉疏散路线和程序，确保在紧急情况下能够迅速、安全地撤离。

空气质量的监测是保障健康和安全的另一个重要方面。良好的空气质量对学员的健康至关重要，特别是在封闭的室内环境中。定期评估空气质量监测设备的有效性，确保其能够及时反映室内空气质量变化，是防止因空气污染影响学员健康的关键措施。必要时，应采取措施改善空气流通质量，如增加通风设备或改善空调系统，以确保室内空气清新。

急救设备的管理是安全隐患排查中不可忽视的一环。急救设备的有效性直接关系到在紧急情况下能否提供及时的救助。定期检查急救箱内物品的有效性，确保所有急救物品均在保质期内，并且数量充足，是保障安全的基本要求。此外，瑜伽教练和相关工作人员应接受急救培训，以使在紧急情况下能够迅速提供必要的急救支持。这不仅提高了应急反应能力，也增强了学员和瑜伽教练的安全感。

参考文献

[1] 陈斐斐. 高校瑜伽健身指导研究 [M]. 长春：吉林人民出版社，2020.

[2] 田欣，王莉，刘英杰. 零基础学瑜伽 [M]. 北京：中国轻工业出版社，2023.

[3] [美] 桑德拉·安德森，罗尔夫·索维克作. 全方位瑜伽基本功 [M]. 悦心译. 长沙：湖南人民出版社，2024.

[4] 张秋艳. 瑜伽体式精讲 [M]. 北京：首都经济贸易大学出版社，2023.

[5] 司嫣然，张静. 塑身瑜伽 [M]. 天津：天津大学出版社，2023.

[6] 杨中秀. 瑜伽教学理论与实践探究 [M]. 延吉：延边大学出版社，2023.

[7] 史艳艳. 体育瑜伽美学与健康教育 [M]. 北京：中国书籍出版社，2020.

[8] 陈吉. 现代高校艺术体育教学的发展趋势与实践研究 [M]. 北京：中国原子能出版社，2023.

[9] [美] 马克·斯蒂芬斯. 瑜伽调整基本理论和技巧 [M]. 矫吉榕译. 北京：九州出版社，2023.

[10] 郭姝宏. 全美瑜伽联盟教师培训 [M]. 哈尔滨：北方文艺出版社，2023.

[11] 范塬. 瑜伽文化常识 [M]. 北京：中国青年出版社，2023.

[12] 张晓梅. 健身享瘦塑形瑜伽 [M]. 北京：中医古籍出版社，2022.

[13] 于欣力，蔡春阳，余松松，等. 古典哈他瑜伽体式 [M]. 青岛：中国海洋大学出版社，2024.

[14] 源淼. 喜乐瑜伽 [M]. 北京：华夏出版社，2022.

[15] 吴聪. 瑜伽休闲 [M]. 成都：四川人民出版社，2023.